CG動画でわかる！

分娩のしくみと介助法

■編集
竹田 省
順天堂大学医学部産婦人科学講座教授

髙橋眞理
順天堂大学大学院医療看護学研究科・医療看護学部教授

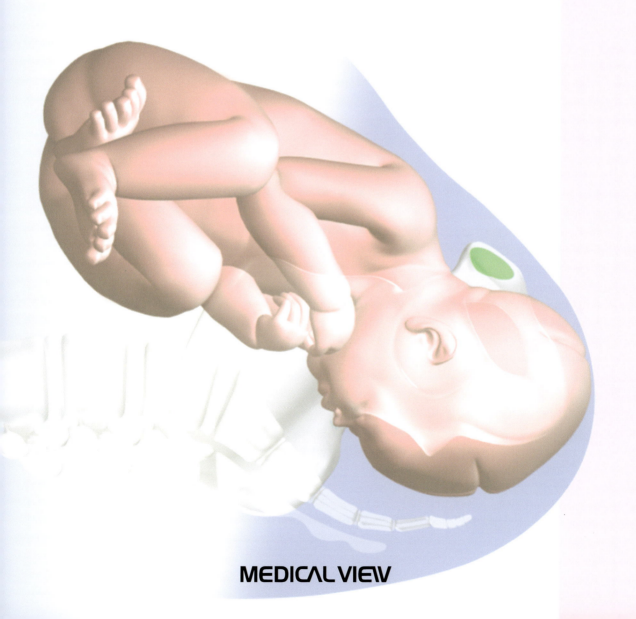

MEDICAL VIEW

本書では，厳密な指示・副作用・投薬スケジュール等について記載されていますが，これらは変更される可能性があります．本書で言及されている薬品については，製品に添付されている製造者による情報を十分にご参照ください．

Mechanism of Labor and Midwifery Care
(ISBN978-4-7583-1738-2 C3047)

Editors : Satoru Takeda, Mari Takahashi

2016.10.10 1st ed

©MEDICAL VIEW, 2016
Printed and Bound in Japan

Medical View Co., Ltd.
2-30 Ichigayahommuracho, Shinjukuku, Tokyo, 162-0845, Japan
E-mail ed@medicalview.co.jp

序　文

　分娩の経過やその管理法をはじめて学ぶ人達は，異口同音にイメージがわかず，よくわからないという．かくいう私も学生時代，苦労したものである．いくら細かく書かれた図の多い教科書をみても，その立体的イメージはつかめず，全く理解できなかったことを覚えている．実際，臨床現場に立っても，子宮内の見えない部分の状態を，内診でしか得られない情報で評価することには苦労したし，指導者によっても評価が異なるため混乱した．このため，熟練した助産師さんに現場で色々教わり，経験を重ねて分娩を理解し，介助できるように習得してきたと思う．教育する立場になってもよい教材はなく，模型を持参して何回も説明している．

　このような苦労をせずとも，理解しやすく，立体的イメージがつかめるように，実際の骨盤と標準的大きさの新生児をもとに，CG技術の粋を集めてわかりやすく分娩経過や分娩介助法，胎盤娩出法，さらには臍帯巻絡の解除法，肩甲難産の対応にまで踏み込んでビデオでみられるように作成した．母体や子宮内部の胎児の回旋などの動きや胎盤の状態が透けてみられるため，イメージがつかみやすく分娩進行状況がリアルタイムに把握でき，理解しやすいものにできあがったと自負している．

　また，同時により客観的な内診法，児頭の下降度の総合的評価法を新たに解説した．個人差の少ないより客観的な内診技術を習得することは，正確に所見を取り，評価し，進行状況を適確に把握，説明できることにつながり，医療者間での共通の認識をもつことができる．事後の症例検討においても症例を皆で共有し，対応の振り返りができ，次回により適確な対策を講じることが可能となる．

　画期的なCG動画を用いた「分娩のしくみと介助法」と題する本書は，きっと医学部，看護学部の学生や看護師，助産師の教育に役立つツールとなると確信している．また，臨床現場でその都度CG動画を見直し，症例と対峙することにより，安全な分娩管理の一助になることを願っている．

　最後に何度も何度も修正・改善を繰り返し，このすばらしいCGを完成してくれた株式会社日興印刷の竹内三幸氏，竹内主吉氏，木村行克氏の妥協なき，たゆまぬ努力に深謝申し上げます．

2016年9月

竹田　省

CG動画でわかる！
分娩のしくみと介助法

1章　正常分娩の経過

分娩経過：全体を見てみよう ……………………………………………… 2

1　分娩の三要素 …………………………………………………………… 4

娩出力：機能的要素（Power） ……………………………………… 5
産道：形態的要素（Passage） ……………………………………… 8
娩出物：胎児および付属物：形態的要素（Passenger）… 12

2　胎児の分娩機転 ……………………………………………………… 17

児頭の回旋 ………………………………………………………………… 18
児頭の回旋異常 …………………………………………………………… 22

3　分娩経過の全体像 …………………………………………………… 24

前駆期（妊娠末期） ……………………………………………………… 25
分娩の開始 ………………………………………………………………… 29
分娩第1期 ………………………………………………………………… 30
分娩第2期 ………………………………………………………………… 33
分娩第3期 ………………………………………………………………… 35

Contents

2章 分娩経過評価の基礎知識

1 児頭下降度の評価と内診法 ... 40

- 児頭の回旋 ... 41
- 児頭最大周囲径 ... 42
- 胎児位置と先進部の評価と表記法 ... 45
- 児頭下降度の評価（骨盤軸に基づいた t-station） ... 48
- 児頭下降度の総合的評価 ... 53
- 内診法 ... 54

3章 正常分娩の介助法

正常分娩の介助：全体を見てみよう ... 58

1 分娩第 2 期の介助と会陰保護手技 ... 62

- 肛門の保護 ... 63
- 会陰保護 ... 64
- 排臨から発露 ... 65
- 後頭結節の滑脱 ... 68
- 第 3 回旋 ... 69

児頭の娩出後 ……………………………………………… 71
　　肩甲娩出の介助 …………………………………………… 72
　　躯幹娩出の介助 …………………………………………… 75

2 胎盤娩出法 …………………………………………………… 78
　　胎盤剥離徴候 ……………………………………………… 79
　　胎盤娩出 …………………………………………………… 82

3 フリースタイル分娩 ………………………………………… 87
　　フリースタイル分娩のフィロソフィー …………………… 88
　　フリースタイル分娩のメリット ………………………… 90
　　フリースタイル分娩のデメリット ……………………… 93
　　フリースタイル分娩介助の実際
　　　四つん這い産の場合 …………………………………… 95

*4*章 分娩第2期に遭遇する臍帯巻絡と肩甲難産

1 臍帯巻絡の解除法 …………………………………………… 106

Contents

臍帯巻絡がゆるい場合 ………………………………………… 107
臍帯巻絡が2回以上の場合 …………………………………… 109

2 肩甲難産の対応 ……………………………………… 112

マックロバーツ（McRoberts）の体位 ……………………… 113
胎児前在肩甲の圧迫 …………………………………………… 115

付　録

付属DVDについて ……………………………………………… 118
DVD動画一覧 …………………………………………………… 119
自身の内診指を計測しよう！ ………………………………… 120
子宮口の開大　実際の指で覚えよう！ ……………………… 121

索　引 ……………………………………………………………… 122

執筆者一覧

■ **編集**

竹田	省	順天堂大学医学部産婦人科学講座教授
髙橋	眞理	順天堂大学大学院医療看護学研究科・医療看護学部教授

■ **執筆者** [掲載順]

髙橋	眞理	順天堂大学大学院医療看護学研究科・医療看護学部教授
竹田	省	順天堂大学医学部産婦人科学講座教授
増田美恵子		順天堂大学大学院医療看護学研究科・医療看護学部准教授
大田	康江	順天堂大学大学院医療看護学研究科・医療看護学部助教

DVD制作協力
　　株式会社　日興印刷

1章

正常分娩の経過

1 分娩の三要素 　　4

2 胎児の分娩機転 　　17

3 分娩経過の全体像 　　24

1章 正常分娩の経過

分娩経過：

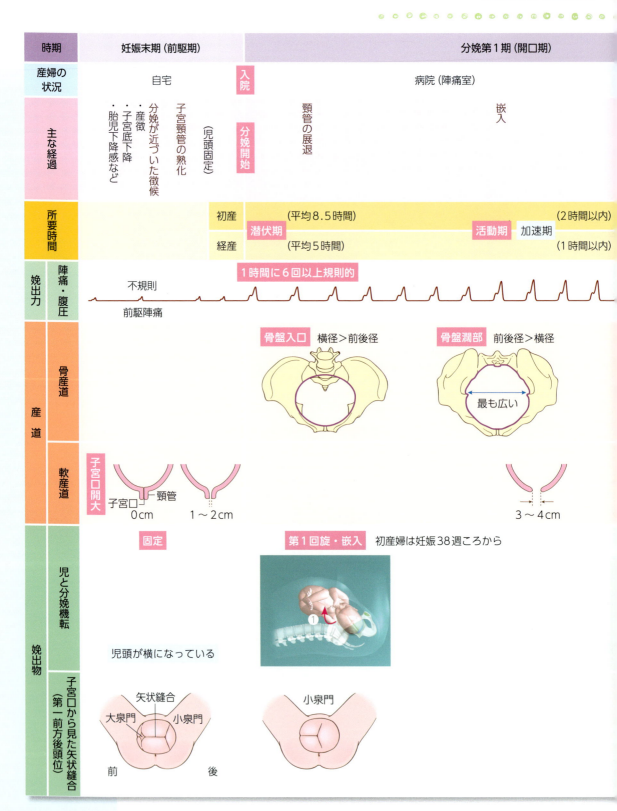

分娩経過：全体を見てみよう

全体を見てみよう

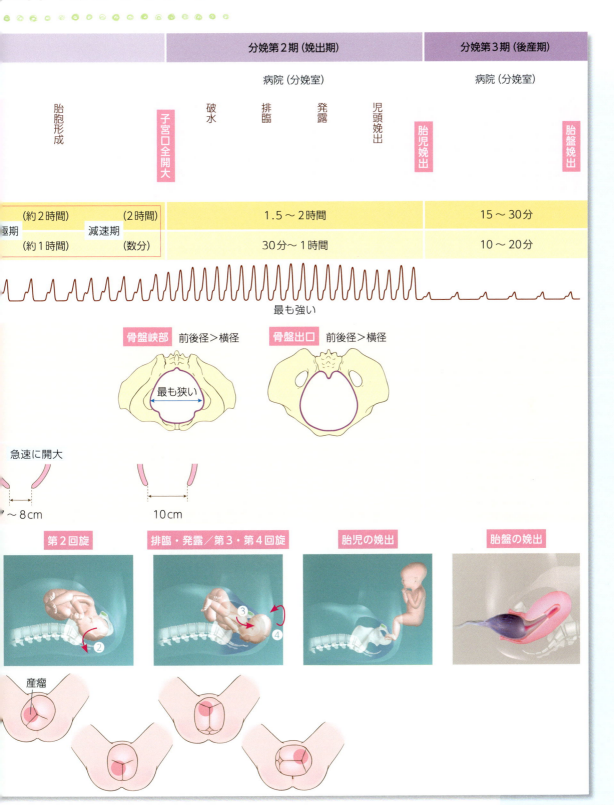

1章 正常分娩の経過

1 分娩の三要素

> **Point**
> - 分娩の進行は，娩出力（Power），産道（Passage），そして娩出物としての胎児および付属物（Passenger）の三要素（3P）の相互関係によって決定される。
> - これら3つのPは「分娩の三要素」とよばれ，分娩経過を理解するための基礎となる（図1）。

図1 分娩の三要素

分娩は「胎児およびその付属物」が矢印で示された「娩出力」によって「産道」を通って排出される過程であり，分娩の進行は分娩の三要素の相互作用により決定される。

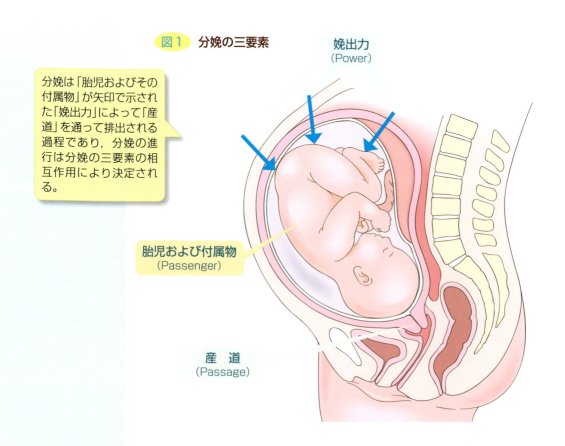

Q & A

🎥 Video：「正常分娩の経過」を視聴し，このように分娩が経過するため次の問いに答えよう。

Q1 分娩の三要素とは何か？
また分娩の進行における三者の関係とは？

A1 三要素とは娩出力，産道，胎児と付属物（娩出物）である。分娩は娩出力によって，子宮内から胎児と付属物が産道を通って排出される過程である。この3つの要素の状況によって，分娩経過に変化が生じる。

Q2 狭い産道を胎児が通るために，分娩中には何が起こるか？

A2
- 産道の形に合わせて，児頭の向きを変える⇒回旋
- 児頭の骨が動き，横幅が狭く縦に長い形になる⇒骨重積。
  （フリースタイル分娩では，仰臥位分娩より骨産道が広がりやすい）

娩出力：機能的要素（Power）

娩出力とは胎児を母体（特に子宮）外に押し出す力で，腹圧と陣痛からなる。

腹圧

腹圧とは，産婦の随意的な「いきみ」によって生じる腹腔内圧のことで，子宮収縮に加算され，娩出力として働く。その発現には，腹筋・横隔膜・骨盤底筋の収縮が関与する。

分娩第1期は腹圧をかけてはいけない。分娩第2期（娩出期）になると不随意な腹圧が起こり，これを努責とよぶ。なお，分娩末期の先進部が陰門を通過する時期になると，陣痛と努責があわさった共圧陣痛が起こる。

陣痛

陣痛とは，不随意的に反復して起こる子宮筋の収縮である。図2に子宮の収縮領域を示した。

陣痛は，子宮の収縮と弛緩を交互に繰り返している。図3に陣痛の周期的モデルを示す。陣痛は，陣痛発作（収縮期）と陣痛間欠（休止期）を周期的に繰り返す。陣痛発作と陣痛間欠を合わせて陣痛周期といい，陣痛発作の開始から次の発作の開始までをいう。

なお，陣痛発作は，進行期，極期，退行期に区分される。また，陣痛の強さは子宮内圧によって表される。

> **memo**
> **分娩第1期に腹圧をかけてはいけない理由**
> 子宮口が全開大する前に腹圧をかけると，頸管裂傷の原因になる。

共圧陣痛
陣痛と腹圧が合わさったもの。先進部が陰門を通過する分娩末期に不随意に起こる陣痛。

進行期
子宮収縮がしだいに強くなる。

極期
子宮収縮が極度に達する。

退行期
子宮収縮がしだいに弱くなり，間欠期に移行する。

子宮内圧
陣痛の強さは子宮内圧により規定される。内側法により直接計測されるが，子宮内操作が必要なため，簡便でないことから，通常は外側法で行う。

図2　子宮の収縮領域

子宮が収縮して胎児を押し出す。

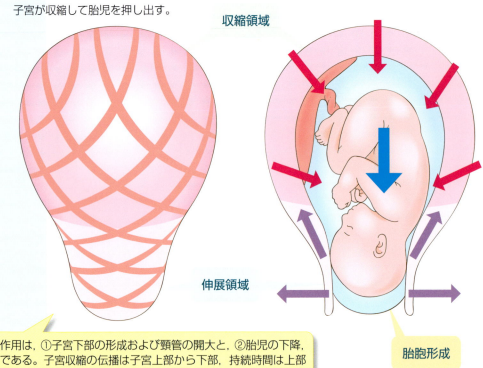

子宮収縮の作用は、①子宮下部の形成および頸管の開大と、②胎児の下降、そして娩出である。子宮収縮の伝播は子宮上部から下部、持続時間は上部が下部より長く、収縮の強さは上部が下部より強い。すなわち子宮を子宮底部から絞る形で収縮（協調性収縮）し、収縮が終わると同時に弛緩する。

（馬場一憲：目でみる妊娠と出産.
p171，文光堂，2015より引用）

図3　陣痛の周期的モデル

分娩陣痛は子宮収縮の起こる陣痛発作と、収縮が休止する陣痛間欠を、周期的に繰り返す。陣痛発作と陣痛間欠を合わせたものを陣痛周期といい、陣痛のピークとピークの間は、陣痛周期と同じ長さになるため、計測のしやすさから臨床ではこれを陣痛周期として計測する。陣痛の持続時間は胎児心拍数陣痛図（CTG）の波形のピークの1/5の高さで、波形の両端を結んだ横軸の長さとする。

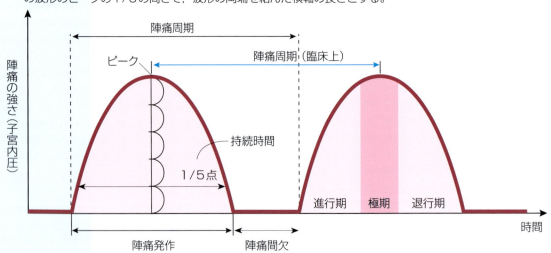

Tips

陣痛の測定

陣痛の計測法
① 触診法：直接子宮体に手を当てて，子宮の収縮状態を観察する。
② 外測法：子宮底部のある母体腹壁に陣痛測定のトランスデューサーを装着し，収縮曲線を記録する（胎児心拍数モニターと併用）。
③ 内測法：破水後子宮内に内圧測定用センサーを直接挿入し，子宮内圧（mmHg）を直接測定する。ほとんど使用されない。

分娩が順調に進行しているかどうかを把握するには，陣痛の周期，強さを測定し，適切に評価することが必須である。ここでは，臨床での測定法のコツについて知ろう。

測定法のコツ
陣痛周期
- 陣痛のピークとピークの間は陣痛周期と同じ長さになるため，陣痛周期の計測は臨床では計測しやすい陣痛のピークとピークの間の時間を計測する。

陣痛の観察
- 外診による腹部触診のコツは，なるべく両手で腹部全体を触診，子宮の部位によって収縮，すなわち子宮の硬さにばらつきがないか，強弱なく収縮しているかを確認し，分娩に有効な陣痛であるかどうかを評価する。たくさん経験することで学ぶ。はじめは先輩と一緒に観察しよう。
- 分娩監視装置によるトランスデューサーの装着は，仰臥位では子宮底に，四つん這いでは側腹部に装着する。

産道：形態的要素 (Passage)

産道は，骨盤からなる骨産道と軟部組織からなる軟産道に分類され，胎児およびその付属物が通過する経路である。

骨産道

骨産道とは，胎児が通過する骨盤内腔をいい，寛骨，仙骨，尾骨より形成される（図4）。骨盤は広さと形が重要であり，骨盤の大きさは身長と相関するため，低身長妊婦は骨盤が小さいことが予測される。

骨産道の縦横径

骨産道は，骨盤入口部，骨盤濶（かつ）部，骨盤峡部，骨盤出口部の4つに分けられ，部位によって縦横の径が異なる（図5）。

骨盤入口部の前後径には，解剖学的結合線と，産科学的真結合線があり，これらが短いと胎児は産道を通れない。

骨盤軸（骨盤誘導線）

骨盤軸は各前後径の中心を結んだもので，骨盤誘導線ともよばれる。胎児はこの骨盤軸の方向に下降し，娩出される。なお，濶部と峡部の間で強く前方に曲がる（図6）。

軟産道

軟産道とは，子宮下部（子宮峡部），子宮頸部，腟，外陰部までの軟部組織からなる通過管であり，分娩時の胎児およびその付属物の直接的な通り道である。胎児の娩出には，軟産道の特に子宮頸管の熟化と子宮下部の伸展が必要である（図7，8）。

解剖学的結合線
岬角中央と恥骨結合中央とを結んだ線

産科学的真結合線
岬角中央と恥骨結合後面との最短距離

> **memo**
> 高齢妊婦では加齢により軟産道の組織の柔軟性や伸展が乏しくなることがある。肥満妊婦では脂肪沈着で産道が狭いことがある。これらは分娩進行を妨げる。

図4 骨盤の構造

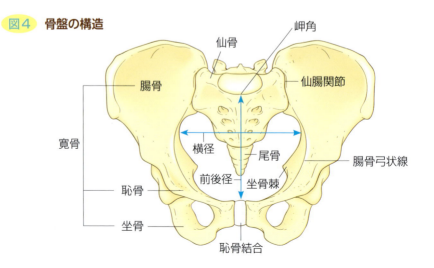

分娩の三要素

図5 骨産道─入口部・濶部・峡部・出口部の縦横径

骨盤分界線
腸骨内側表面を下前方に走る骨稜。

骨盤入口部

横径＞前後径

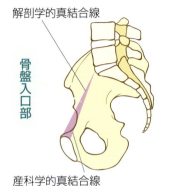
- 解剖学的真結合線
- 産科学的真結合線

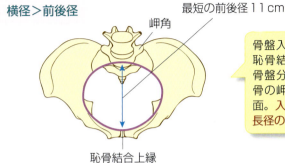
- 岬角
- 最短の前後径 11 cm
- 恥骨結合上縁

骨盤入口平面は前方は恥骨結合上縁，側方は骨盤分界線，後方は仙骨の岬角に囲まれた平面。入口部面は横径が長径の横長となる。

骨盤濶部

前後径＞横径

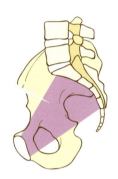

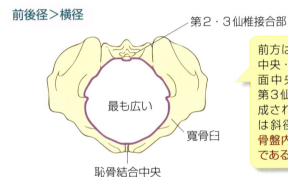
- 第2・3仙椎接合部
- 最も広い
- 寛骨臼
- 恥骨結合中央

前方は恥骨結合，後面中央・側方は寛骨臼内面中央，後方は第2，第3仙椎の椎間板で形成された平面。濶平面は斜径が長径となる。骨盤内で最も広い平面である。

骨盤峡部

前後径＞横径

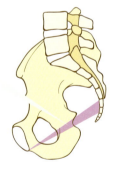

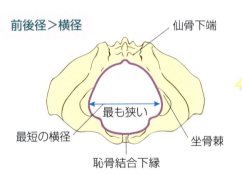
- 仙骨下端
- 最も狭い
- 最短の横径
- 坐骨棘
- 恥骨結合下縁

濶部下面を上面とし，下面は恥骨結合下縁と仙骨先端を結ぶ平面。前後径が長径となる。骨盤腔のなかで最も狭い部分である。

骨盤出口部

前後径＞横径

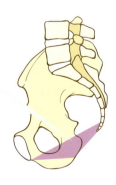

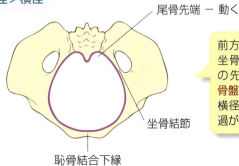
- 尾骨先端 − 動く
- 坐骨結節
- 恥骨結合下縁

前方は恥骨弓，側方は坐骨結節，後方は尾骨の先端を結んだ平面。骨盤出口部は少し広く，横径が狭いと児頭の通過が困難になる。

図6 骨盤軸（骨盤誘導線）

骨盤各面の前後径の中点を結んだ想像線を骨盤軸，また児頭の先進部が進行する経路であるため骨盤誘導線ともよぶ。分娩時，胎児は児頭の最大径である前後径を骨盤各平面の長径に一致するように回旋・屈曲しながら骨盤軸に沿って進行する。

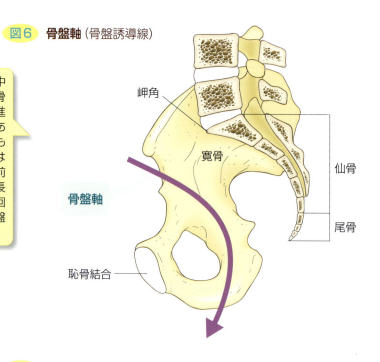

図7 分娩時伸展した軟産道

子宮下部・子宮頸部より形成される通過管と腟および外陰・会陰から構成される軟産道は，分娩時には胎児および付属物の通り道になるため，子宮頸部の熟化と子宮下部の伸展が特に必要である。内子宮口は頸管から子宮内腔の移行部であり，最も狭い解剖学的内子宮口（収縮輪）と組織学的に変化する組織学的内子宮口（産科学的内子宮口）とからなる。

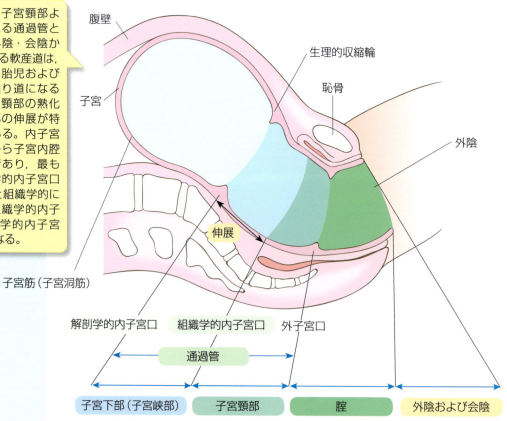

（病気がみえる　産科　第3版：p230，メディックメディア，2016より引用一部改変）

分娩の三要素

図8 **分娩時の軟産道開大**（子宮下部・子宮頸部・腟・外陰・会陰）

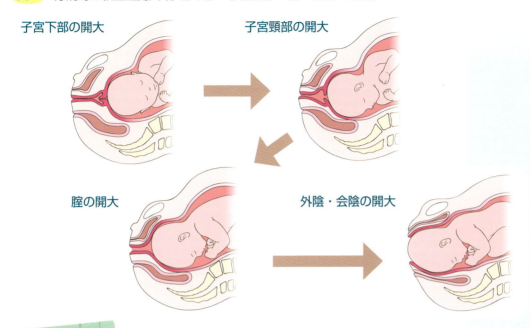

Column

図9 初産婦 と 経産婦 における子宮頸部（頸管）開大の違い

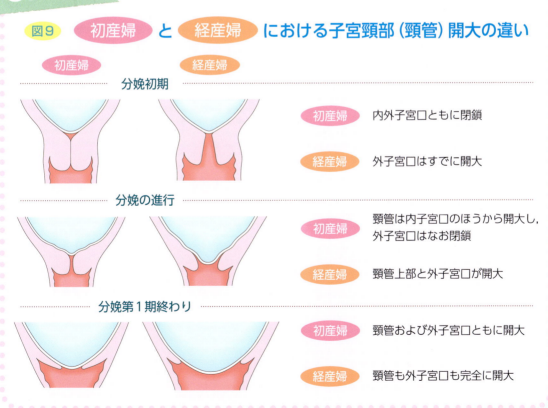

- 初産婦：内外子宮口ともに閉鎖
- 経産婦：外子宮口はすでに開大

- 初産婦：頸管は内子宮口のほうから開大し，外子宮口はなお閉鎖
- 経産婦：頸管上部と外子宮口が開大

- 初産婦：頸管および外子宮口ともに開大
- 経産婦：頸管も外子宮口も完全に開大

娩出物：胎児および付属物：形態的要素（Passenger）

娩出物は，胎児，胎盤，臍帯，羊水，卵膜からなる。分娩における娩出物としての胎児はその大きさから頭部と躯幹が重要である。通常は，先進する頭部は硬い骨に囲まれて最も大きいため，産道内通過の抵抗も最も大きい。例外的に，巨大児では児頭より躯幹の通過が困難になる肩甲難産になることがある。また，胎児の大きさとともに，胎児の胎位，胎勢も分娩の難易度に影響を及ぼす要因である。

肩甲難産
⇒4章 p.112参照

頭位
縦位で胎児の頭が骨盤内に先進している。正常な胎位である。

骨盤位
俗にいう逆子。縦位で胎児の殿部や足などが骨盤内に先進している。胎位異常である。

胎児の位置

子宮内の胎児の位置は，胎位，胎向，胎勢で表現される（図10）。

胎位

胎位とは胎児の縦軸と子宮の縦軸との位置関係をいう。両者の縦軸が一致するものを縦位，直角に交差するものを横位，斜めに交差するものを斜位といい，縦位には頭位と骨盤位がある。

胎向

胎向とは，縦位では児背，横位では児頭が母体側にどのように対するかという母体側との位置関係を示すものである。第1胎向とは，児背または児頭が母体の左側に向かう場合，第2胎向とは児背または児頭が右側に向かう場合をいう。

児背が前方にあるものを第1分類といい，後方に向かうものを第2分類とよぶ。

横位では児背が前方に向かうものを第1分類，後方に向かうものを第2分類という。

なお，通常胎位と胎向を一緒にし，例えば，頭位で第1胎向の場合は第1頭位と表現する。

胎勢

胎勢とは，子宮内での胎児の姿勢である。正常な場合，児は屈位であり，児頭は前屈，四肢は屈曲，脊柱は軽度前彎，顎は胸部に近接する。

分娩時に児頭が前屈せず，顎が胸部を離れ，脊柱が伸展して後彎する反屈位は異常である。

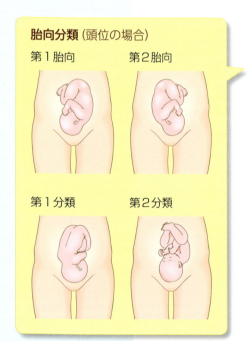

胎向分類（頭位の場合）
第1胎向　第2胎向
第1分類　第2分類

図10 胎児の位置：胎位・胎向・胎勢

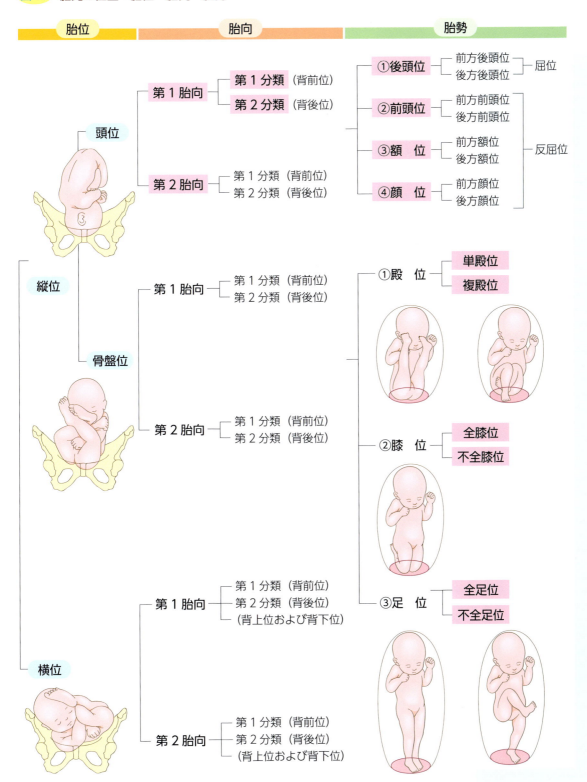

図11 胎位・胎向・胎勢の診断方法

a：レオポルド(Leopold)の触診法

第1段法　子宮底の高さ，形，胎児部分の確認

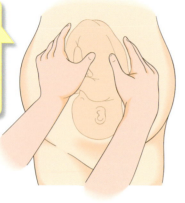

産婦と対面し，両手指で子宮底の高さ，形，胎児部分を確認する。中指と小指で子宮底を軽く押さえて境界を確認する。

第2段法　胎向・羊水の量などの確認

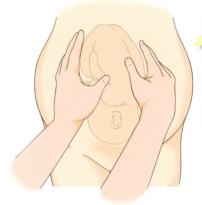

両手をそれぞれ子宮の側壁にすべらせ，子宮体部を左右交互に軽く圧しながら触知し，胎向や羊水量などを診断する。

第3段法　胎児下降部・可動性の触診

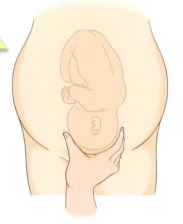

片方の手の母指と他4指で，恥骨上にある胎児部分を触診し，骨盤入口の胎児下降部や可動性を確認する。

第4段法　胎児下降部の状態，骨盤腔との関係の触診

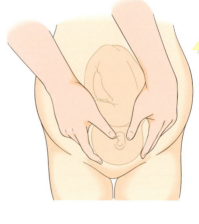

産婦の足方を向き，両手の母指以外の4指を軽く曲げて，胎児下降部と恥骨との間に両手指を静かにもぐりこませ，胎児下降部の状態や骨盤腔との関係を評価する。「浮動」では頭部に触れるが，「固定」では頭部を触れない。

b：内診による先進（小泉門，大泉門）の触知法

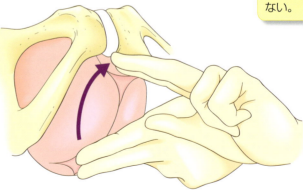

第2，3指を腟内に挿入し，先進部を特定する。前方後頭位の場合，小泉門（三角形に触れる）が先進し，大泉門（菱形）が小泉門の後方に触れる。

分娩の三要素

児頭
児頭の構造
　図12に胎児の頭蓋骨と児頭の径線，図13に児頭の図示法を示す。
応形機能
　児頭は産道通過時，産道の抵抗を受けて縫合および泉門の部分で少しずつ重なり合い（骨重積），母体骨盤に合わせて変形することで産道内通過を容易にする。胎児の頭蓋が骨盤腔に合わせて変形することを応形機能という（図14）。

図12　胎児の頭蓋

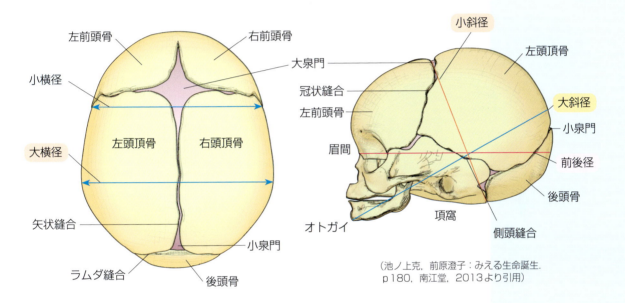

（池ノ上克，前原澄子：みえる生命誕生．p180，南江堂，2013より引用）

図13　内診所見による児頭矢状縫合・大泉門・小泉門の図示の仕方
観察者が母体の会陰から見た状態を図示する。

> 第1頭位の場合，児の背中は母体の左側にある。骨盤入口面では矢状縫合は横径に一致するので，小泉門は左，大泉門は右に図示する。なお，恥骨側が前，仙骨側が後である。

図14 応形機能による児頭の変形

a：通過中
児頭はそのままの大きさでは通過できないので骨重積が起こる。

b：骨重積
圧力のかかる仙骨側の頭頂骨（❶）が反対側の頭頂骨（❷）の下に入り込み，さらに後頭骨（❸）がその下に入り込む。

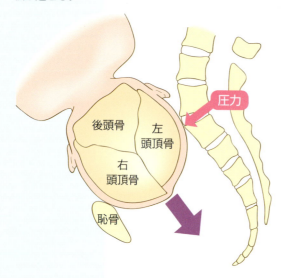
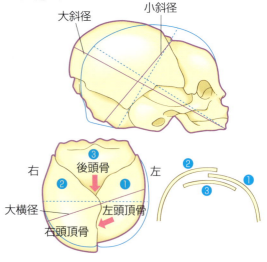

（馬場一憲：目でみる妊娠と出産．p171，文光堂，2015より引用）

Exercise

分娩の三要素の基礎知識について，正しいものには○，誤っているものには×をつけよ。また，誤っているものは正しく訂正せよ。

① 子宮峡部は子宮体部の一部である。
② 骨盤入口平面では前後径が横径より長い。
③ 骨盤腔で最も広いのは骨盤濶部である。
④ 分娩第1期には，陣痛とともに腹圧をかける。
⑤ 児頭の骨盤入口進入時には大泉門が先進する。
⑥ 児頭の応形機能は分娩の三要素の一つである。
⑦ 頭頂骨の骨重積は，母体の仙骨側が外側になる。

解答　①○，②×（横径が前後径より長い），③○，④×（腹圧をかけてはいけない），⑤×（小泉門が先進する），⑥○，⑦×（内側になる）

（髙橋眞理）

章 正常分娩の経過

2 胎児の分娩機転

Point
- 児頭の第1，第2，第3，第4回旋の原則を理解しよう。
- 児頭の回旋は，骨盤最大通過面を小さくしながら下降する。
- 第1前方後頭位における骨盤への入り方，骨盤からの出方を理解する。

Q & A

▶ Video：「正常分娩の経過」を視聴し，以下の問いに答えよう。

Q1 この分娩は第1前方後頭位，第2前方後頭位分娩のどちらか？その根拠は？

A1 第1前方後頭位
先進部が後頭であり，母体の左側に位置しているから。

Q2 もし，前方前頭位分娩であれば，CGはどこが違うか？

A2 まず第1回旋において先進部が前頭部であるため，首の屈曲（顎が胸につく）がこれほど強くない。

Q3 狭い産道を胎児が通るために，分娩中には何が起こるか？

A3 骨産道の部位の形に合わせて，胎児が向きを変える（回旋）。

児頭の回旋

胎児は回旋しながら産道を下降する。胎児は産道内で3種類の回旋運動を行い，それぞれ第1回旋，第2回旋，第3回旋とよぶ。また，児頭娩出後，児頭は第4回旋を行う（図1）。こうした理学的機序を分娩機転という。

分娩機転のポイントは，入口部では横径，濶（かつ）部では斜径，出口部では前後径という骨盤形態の最大径の特徴と，児頭の形態的特徴である児頭径線と産道内腔との比較である。これらにより，分娩の難易度が予測できる。

分娩機転について，正常の胎位で最多である第1前方後頭位分娩の分娩機転に基づいて説明する。

第1回旋

屈曲する横軸回旋（胎勢回旋）である。

骨盤入口部では児頭の矢状縫合は骨盤入口の横径に一致し，大泉門と小泉門は同じ高さでその中央部が先進する。

陣痛が開始し，娩出力により児頭が降下すると，児頭は前屈し，頤（い）部が胸部に接近し，後頭が強く押し下げられ，小泉門が最も先進して下降する（図1a）。

児頭は前後径周囲（約33cm）よりさらに小さい小斜径周囲（約32cm）で産道を通過する。なお，この屈曲は，児頭が骨盤底に達するまで持続する。

第2回旋

回旋を主とする縦軸回旋（胎向回旋）である。

児頭が骨盤内に下降すると，小泉門が横側から前方に，大泉門が後方に向かうように回旋する。

矢状縫合は骨盤濶部では骨盤斜径に一致し，骨盤峡部あるいは出口部では前後径に一致するように回旋する。

骨盤峡部以下では小泉門は恥骨結合側に向かい，大泉門は仙骨側に向かう。児頭の最大周囲が坐骨棘間線を通過したころに完了する（図1b, c）。

第3回旋

伸展する横軸回旋であり，第1回旋とは逆の反屈すなわち伸展回旋である。

児頭が陰門を通過する直前に頤部は胸部から離れ，屈曲から反屈である伸展胎勢になる。大泉門が先進し，頭頂，前頭，額，顔面，頤部の順に陰門を通過し，外に娩出される（図1d）。

第4回旋

肩甲が骨盤出口を通過する際の児頭に付随した縦軸回旋である。

児頭の形態的特徴
成熟胎児の児頭前後径11cm，大横径9cm，小斜径7.5cm，大斜径13cm

坐骨棘間線
両坐骨棘を結ぶ線でstation 0あるいはSp 0とする。
（p.26, 49参照）

児頭娩出後に肩甲が骨盤出口を通過する際，肩幅が骨盤出口の前後径に一致するように回旋する。このとき肩甲の回旋に引き続き，児頭が側方に回旋する。これにより，児は分娩開始前の胎向に戻る（図1e）。

図1　胎児の分娩機転　※第1前方後頭位の場合
🎬 Video：「正常分娩の経過（横）」

第1回旋　屈位となり頤部を胸に近づける。

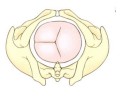
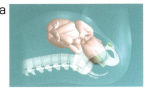

児頭第1回旋（第1胎勢回旋）

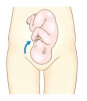

頤部を胸に引きつける。（横軸が屈曲する回旋）　姿勢を変え体の向きは同じ回旋。

第2回旋　小泉門を母体の恥骨側に向けるように縦軸回旋しながら骨盤濶部を下降する。

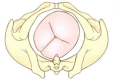
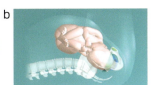
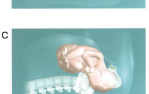

児頭第2回旋（第1胎向回旋）

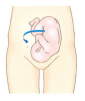

頭をねじ込むようにして…　体の向きを変え姿勢は同じ回旋で骨盤内を降りる。縦軸が内回旋する。

第3回旋　恥骨結合下縁を支点として，屈位から反屈位となる。

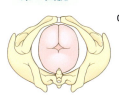
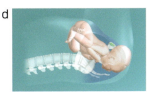

児頭第3回旋（第2胎勢回旋）

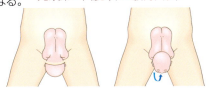

頭が娩出されるとき顔がのけぞる，横軸が伸展する回旋。

第4回旋　骨盤入口部と同じ向きに戻るように縦軸回旋する。

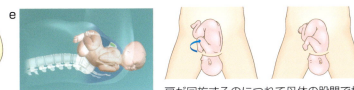

児頭第4回旋（第2胎向回旋）

肩が回旋するのにつれて母体の股間で横を向く。縦軸が外回旋し，胎児は産道に入るときと同じ方向を向いて出てくる。

※ 第1回旋と第3回旋，第2回旋と第4回旋はそれぞれ逆の動きになっている。

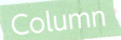

骨盤との関係からみた回旋の機序

分娩時の回旋機序については種々の説があるが，骨盤は，児頭の先進部を娩出させるために合理的な形態といえる。

第1回旋の機序

児の脊柱と児頭との接合部位は児頭の中心より後方にあるため，娩出力が児の脊柱に加わると額にかかる力より後頭にかかる力が大きいことから，児頭は前方に屈曲する。

第2回旋の機序

骨盤底筋群は骨盤底に漏斗状にあり，特に肛門挙筋は，前後方向にのみ空間がある。従って，児頭は，圧迫の少ない骨盤の前後径に一致して回旋する。また，左右の坐骨棘が突出しているため，骨盤側壁の前半分は穏やかに下・前・内方に彎曲している。児頭はこの彎曲に沿って恥骨弓下に降下する。

第3回旋の機序

骨盤底に児頭が達すると，娩出力は骨盤底に向かう力と抵抗の最も少ない前方に向かう力とに分かれるが，骨盤底筋群は抵抗が強いため，力のベクトルは前方に向かうようになる。したがって，力が額に向かうため，児頭は横軸上を回旋する。

(青木康子，加藤尚美，平澤美恵子編：妊娠・分娩の生理と病態．助産学大系3 第2版．p188-9，日本看護協会出版会，1996より一部改変)

> Tips

第1前方後頭位の児頭回旋を体感してみよう

第1前方後頭位，児頭第1，第2，第3，第4回旋の再現

図2に，第1前方後頭位の児頭回旋のシミュレーション法を示す。
胎児の動きを腹部に置いた手で真似て，児頭回旋を身体感覚として理解してみよう。

図2　第1前方後頭位児頭回旋のシミュレーション法

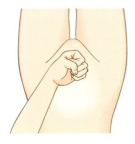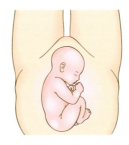

第1胎向の分娩のシミュレーションである。まず，仰向けに寝転んで左手のにぎりこぶしをおへその下のあたりに当てる。この場合，にぎりこぶしがあなたの赤ちゃんの頭に相当する。手の甲が児の後頭〜児背，手掌が児の顔面と考える。

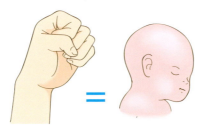

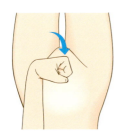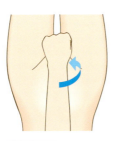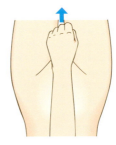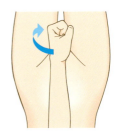

第1回旋 で手首を曲げる。

第2回旋 で手の甲が見えるようにねじりながら，こぶしを股間に降ろす。

第3回旋 で手首を元に戻す。

第4回旋 で手の甲が左に向くようにねじる。これで胎児が娩出された。

（金岡　毅，井槌邦雄：チャート HART 9　産婦人科　第4版, p316 医学評論社，2003より引用一部改変）

児頭の回旋異常

第1回旋異常
　反屈位の回旋異常である。
　表1に児頭の第1回旋異常である頭頂位，前頭位，額位，顔位の内診所見と外診所見の特徴を，正常である後頭位との比較から示す。

第2回旋異常
　児頭の縦軸回旋の異常である。
　第2回旋異常である低在横定位と後方後頭位の内診所見を，正常である前方後頭位との比較から表2に示す。

表1　第1回旋異常の分類〔後頭位（正常）との比較〕

	後頭位（正常）	頭頂位	前頭位	額位	顔位
先進部	小泉門	大泉門と小泉門の真ん中	大泉門	額	顔面
内診所見	小泉門を触知する。回旋中は大泉門を触れうるが，小泉門より辺縁で触知する。	大泉門・小泉門とも同じ高さで触知する。	小泉門は触知できず，大泉門が容易に触知できる。	前頭縫合を触知することが多い。一方に大泉門，もう一方に眼窩上縁や鼻根を触知する。	大きな胎胞のみが触知できる。破水後は顔面を触れることができるため，判断は容易である。
外診所見	児背は弓状に彎曲している。児頭から児背に移る部分に深い陥没を触れない。	—	子宮底がやや尖っている。児頭後頭部と頤部が同じ高さに触れる。児背が触れにくく，小部分が触れやすい。	児頭が大きく見え，児頭の隆起と児背が同側にある。児心音は小部分側で聴取できる。	児頭と児背の間に陥没がある。反対側に突出した頤部を触れる。児心音は小部分側で明瞭に聴取できる。

表2 第2回旋異常の分類〔前方後頭位（正常）との比較〕

	前方後頭位（正常）	低在横定位	後方後頭位
定義	—	児頭が第2回旋を行わず骨盤底に達するため，矢状縫合が骨盤横径に一致した状態。	児頭の後頭が第2回旋のときに母体の後方に回旋して下降した状態。
内診所見	児頭の矢状縫合が濶部では斜径に，峡部では縦径に一致している。	児頭は坐骨棘の高さにあって，矢状縫合は骨盤の横径に一致している。	児頭の矢状縫合は骨盤斜径もしくは縦径に一致し，小泉門を後方，大泉門を前方に触れる。

Tips

回旋異常の判断

回旋異常の判断には，内診，外診の所見以外にも，分娩進行に伴い，臍棘線の中央から恥骨結合上縁中央に移動していく胎児心音最良の聴取部位からの逸脱や聴取のしにくさなども目安になることがある。また，腹痛よりも腰痛を訴えることが多く，片側のみの腰痛を訴えるなど，痛みの訴え方の明らかな違いがあるときや，分娩進行が遅いときには回旋異常を疑ってみることが必要である。

Exercise

33歳の1回経産婦が妊娠39週3日に破水のため入院した。今回の妊娠経過では異常は認められなかった。入院直後より規則的な陣痛が発来し，陣痛は正常，胎児心拍にも異常はない。内診所見は大泉門が先進し，母体の左前方に触れ，stationはSp＋1である。経過を観察している。正しいのはどれか。

a：第1回旋は正常である。
b：第1前方前頭位である。
c：第3回旋は容易である。
d：骨重積は起こりにくい。
e：産瘤は左前頭部に生じる。

解答　e

aについては大泉門が先進しているため，第1回旋の異常が考えられる。bについては第2前方前頭位である。cについては大泉門先進では第3回旋は容易ではない。dについては最小面積で通過できないので，骨重積は起こりやすい。

（髙橋眞理）

1章 正常分娩の経過

3 分娩経過の全体像

> **Point**
> ● 正常な分娩経過の全体像をつかむ。
> ● 内診技術により，子宮頸管成熟度による分娩の開始と進行の予測となるBishopスコアが採点できる。

Q & A

🎥 Video：「正常分娩の経過（正面）」を視聴し，分娩経過に関する以下の問いに答えよう。

Q1 分娩第1期，分娩第2期，分娩第3期は各々いつからいつまでか？

A1 分娩第1期は，規則的な陣痛（10分間に6回以上）開始から子宮口全開大まで。分娩第2期は子宮口全開大から児娩出まで。分娩第3期は児娩出から胎盤娩出まで。

Q2 「分娩」の時期はいつか？ それはどこから判断したか？

A2 分娩第1期から分娩第2期。
児の第1回旋から児娩出までであるので。（p.2「分娩経過：全体を見てみよう」参照）

Q3 子宮頸管の成熟度を評価するビショップ（Bishop）スコアの5項目は？

A3 子宮口開大度，頸管展退度，児頭の位置，頸部の硬度，子宮口の位置。

分娩経過の全体像

前駆期（妊娠末期）

分娩が近づいた徴候

　分娩は，多くの場合，突然開始するわけではなく，分娩が近づくと母体にはその徴候が現れる。この時期を**前駆期**とよぶ。母体の分娩が近づいた主な徴候には，母体の**自覚症状**と**他覚症状**の変化がある（図1）。

前駆陣痛

　分娩前にみられる不規則で発作の弱い陣痛である。分娩が近づくにつれ次第に収縮力や頻度が増し，子宮頸管の軟化，展退開大が徐々に進行し，分娩準備状態が促進される。

図1　胎児下降による母体の変化

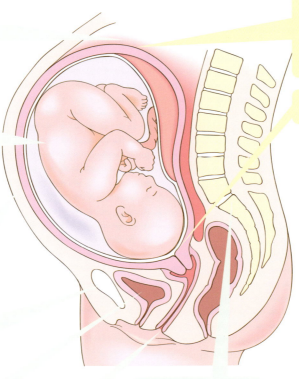

自覚症状

胃のすっきり感
胎児の下降によって胃が子宮底による圧迫から解放されるため。

胎動の減弱
胎児が骨盤内に移動することで，胎児の動きが制限されるため。

腹部の張り（偽陣痛，前駆陣痛）
不規則な子宮収縮（前駆陣痛）が起こるため。

恥骨の痛み
ホルモンによって恥骨結合が緩むため。

頻尿・尿漏れ
胎児が下降し，膀胱が圧迫されるため。

産徴（おしるし）

他覚症状

子宮底の下降
胎児が骨盤内に移動し，胎児の位置が下降するため。

頸管の変化

腰部の痛み
ホルモンによって骨盤関節・靱帯が緩むため。

子宮頸管の短縮，軟化，展退と開大

妊娠中は，子宮頸管の長さは4cm程度で，妊娠の進行とともに短縮し，妊娠末期には2.5〜3cm程度の長さ，分娩発来期には短縮し，十分な潤軟度を示す。

初産婦は頸部の展退，児頭の下降が頸管の開大より先行するが，経産婦では，頸管の開大が頸部の展退，児頭の下降より先行する（図2）。

産徴（おしるし）

分娩前の陣痛に伴い，子宮下部の頸管が開大し，卵膜下端部が子宮壁から剥離して，脱落膜血管が破綻する。これに伴う出血が頸管粘液栓とともに排出された血性粘液の帯下であり，産徴あるいは「おしるし」ともよばれる。

産徴がみられてから陣痛開始までは数日が経過したり，産徴なく分娩開始したりすることもあるため，産徴と分娩開始時期とは必ずしも一致しない。

子宮頸部成熟度の評価方法：ビショップ（Bishop）スコア

ビショップスコアとは，子宮頸管成熟度の指標である。内診によって子宮口開大度，頸部展退度，児頭の位置（station），頸部の硬度，子宮口の位置の5項目を測定し，合計得点で評価する（図3）。

13点満点のスコアであり，高い点数ほど順調な分娩進行が予想され，9点以上になると，分娩開始は数日以内と推定される。

なお，頸部の硬さは，おおよそ鼻翼程度を「硬」，口唇程度を「中」，マシュマロ程度を「軟」と表現する。

> **memo**
> stationの基準は，坐骨棘（spina；Sp）を0として，そこからの位置を測定する。「ステーション-3」などと表し，「Sp -3」と記録する（p.49参照）。

図2 分娩開始前の子宮口―初産婦と経産婦の相違

a：初産婦　　　　　b：経産婦

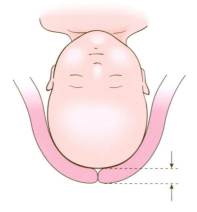 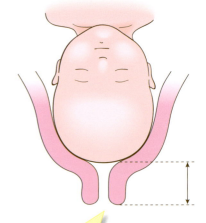

初産婦では頸部の展退，児頭の下降が頸管の開大より早く起きる。

経産婦では頸管の開大が頸部の展退，児頭の下降より早く起きる。

分娩経過の全体像

図3 ビショップ(Bishop)スコアの評価方法

9点以上…頸管成熟とする。
6点以上…分娩誘発が成功する。
4点以下…頸管未成熟とする。

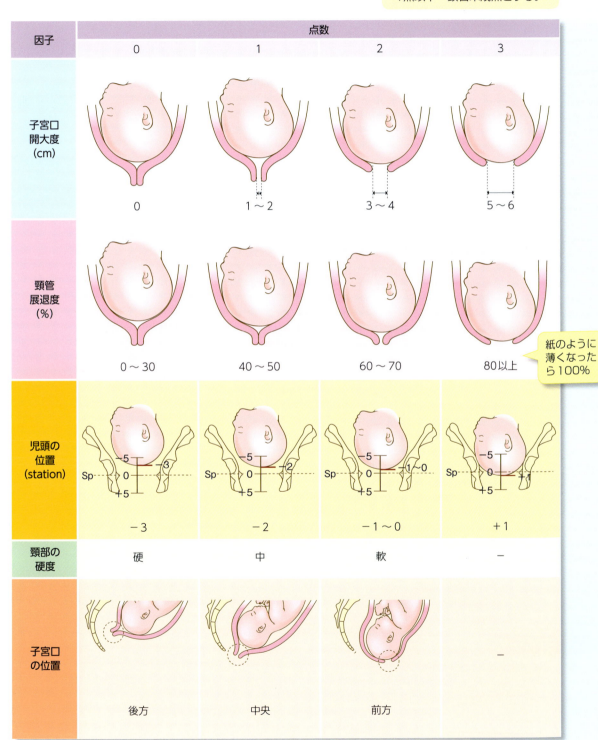

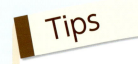

内診技術

内診は，分娩開始の判断や進行，分娩経過を正しく評価するために必須の診断技術である。
内診は産婦の羞恥心や苦痛を伴うため，分娩進行を理解し，必要な時期に迅速かつ正確にできるよう，技術を磨こう。図4に内診指の挿入のしかたを示す。図5にビショップスコアで評価する頸管成熟度5項目の変化を示す。子宮開大度の評価は自身の内診指で測定する。図6に自身の内診指で測定の目安となる部位を示す。

図4 内診指の挿入のしかた

内診指と反対の手指で陰唇を十分に開き，目で腟を確認し，陰裂から内診指（第2指，第3指）をそろえて，腟口から静かに挿入し，子宮頸管の成熟度を評価する。なお，終わった後は必ず産婦に内診所見による分娩進行状況などを説明することを忘れないようにしよう。

図5 ビショップスコア各項目の頸管成熟における変化

頸管が成熟すると，①子宮口開大度は左右に残っている頸管間の幅であり，全開大（10 cm）では左右の子宮頸部を触れなくなる。②頸管展退度は頸部の壁が薄くなり，子宮頸の長さは短縮する。③児頭下降度は先進部が両骨坐骨棘を結ぶ線（ステーション0）より腟口に向かって下降する。④頸部硬度はマシュマロのように柔らかくなっていく。⑤子宮口の位置は尾骨側（後）から恥骨側（前）へと向かっていく。

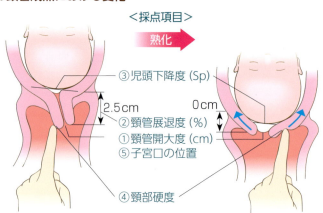

＜採点項目＞
熟化 →
③児頭下降度（Sp）
2.5 cm　0 cm
②頸管展退度（%）
①頸管開大度（cm）
⑤子宮口の位置
④頸部硬度

子宮口開大の評価に役立つ自身の内診指の測定測定

図6 子宮口開大を評価するために役立つ内診指の測り方

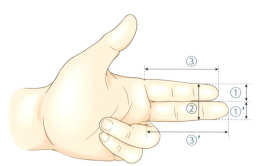

自分の内診指 測って覚えよう！

- 第2指（示指）第3指（中指）の指の幅 ：図①，①'
  指先から第1指関節までの長さ ：図②
  指先から第3関節までの長さ ：図③，③'
- 開大度：付録の図（p.121）で練習：② 目をつぶって開いた指の開大をあてよう！
なお，子宮口が開大した場合には，「左右に残っている頸管の幅」，あるいは「全開大（10 cm）」から逆算して開大度を知ることができる。
（2章p.54，内診法を参照）

Exercise

妊娠39週2日，28歳初産婦。妊娠経過に異常なく，時折不規則なお腹の張りがある。外来受診し，内診した結果　子宮口3cm開大，展退度40％，児頭下降度（Sp）－2，頸部硬度は中，子宮口の位置は後ろ，児頭は固定であった。
適切な判断はどれか。

- a　頸管は未成熟である。
- b　分娩開始は予定日より遅れそうである。
- c　分娩開始が近づいている。
- d　分娩が開始している。

＜解答と解説＞

正解：b　本ケースは，3cm開大（2点），展退度40％（1点），Sp-2（1点），硬度中（1点），子宮口の位置後ろ（0点）であり，ビショップスコア5点である。頸管は未成熟ではないが，9点以上でないため，1週間以内に陣痛が発来する可能性は低いと判断できる。したがって，5日程度予定日より分娩開始は遅れそうである。

a：頸管が未成熟とはビショップスコア4点以下である。
c：初産婦の場合，通常ビショップスコア9点以上（8点以上の場合もある）であれば，分娩開始が数日以内と推定される。
d：1時間に6回以上の規則的な陣痛が発来していないため，分娩は開始していない。（後述）

分娩の開始

　前陣痛の間隔が狭まると分娩陣痛となるが，それ以降は連続的であることから臨床的に分娩の開始時期を決定するのは困難である。日本産科婦人科学会では，「陣痛周期10分以内，あるいは1時間6回以上の陣痛開始をもって分娩開始」と定義している。
　また，分娩の経過は，**分娩第1期**，**分娩第2期**，**分娩第3期**に区分される。

分娩第1期

陣痛開始から子宮口全開大まで（開口期）までの期間をいう（図7）。初産婦は平均14.5時間，経産婦は平均7時間である。

娩出力である開口期陣痛は，次第にその強さを増強させ，陣痛発作時間は分娩第1期前半では15〜30秒であったものが，後半では40〜60秒に延長する。また，5〜10分であった間欠は，後半には2〜5分に短縮する。

フリードマン (Friedman) 曲線（図8）は，分娩開始からの時間経過と子宮口開大度，児頭下降度の標準的な経過をグラフ化したものであり，初産婦，経産婦それぞれについて，時間との関係が示される。子宮口開大度をみると，初産婦で正常な分娩経過の場合，子宮口は時間の経過とともに開大する。子宮口約2.5cm開大までに約8.5時間を要し，この時期を潜伏期という。次いで2時間程度の短い加速期を過ぎると，頸管は急に開大し，極期に移行する。その後，1〜2時間の減速期を経て，3時間後にはほぼ全開大となる。加速期，極期，減速期を合わせて活動期という。ただし，分娩経過には個人差があるため，フリードマン曲線の経過よりも遅れている場合でも問題がないことも多い。従って，分娩進行経過の評価は，分娩三要素から総合的に評価することが必要である。

潜伏期
分娩第1期で子宮口はゆっくり開く時期。

活動期
分娩第1期で潜伏期の後に子宮が一挙に開く時期。加速期・極期・減速期を合わせた時期。

図7　分娩第1期の始まりからおわり（子宮口全開大）へ

■ Video：「正常分娩の経過」0：00〜0：14

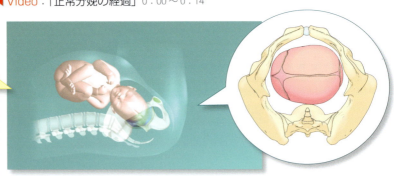

分娩第1期の始まりは1時間に6回以上の陣痛開始をもって開始する。骨盤入口へ児頭が進入する際，矢状縫合は骨盤入口面横径に一致しており，胎児は屈位をとっているが，大泉門と小泉門は同じ高さにある。分娩が開始すると，児頭の屈曲がさらに強まり，頤部が胸壁に近づき（第1回旋），小泉門が先進する。

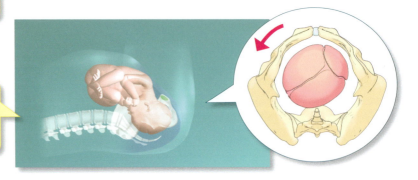

骨盤内を下降しながら，児頭は内回旋（第2回旋）する。子宮口の全開大をもって，分娩第1期は終わりとなる。

分娩経過の全体像

図8 フリードマン (Friedman) 曲線：子宮口開大度と児頭下降度

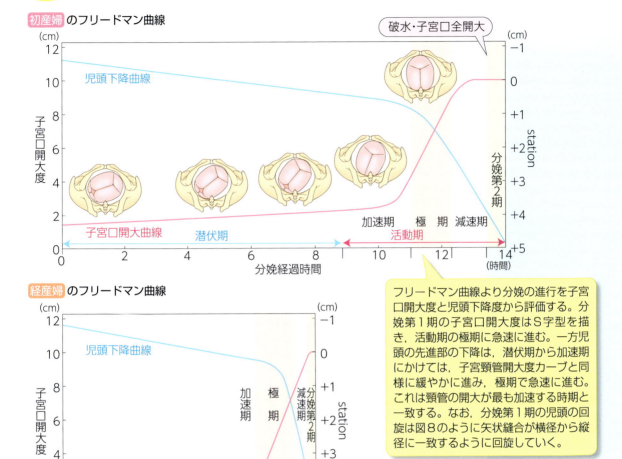

フリードマン曲線より分娩の進行を子宮口開大度と児頭下降度から評価する。分娩第1期の子宮口開大度はS字型を描き，活動期の極期に急速に進む。一方児頭の先進部の下降は，潜伏期から加速期にかけては，子宮頸管開大度カーブと同様に緩やかに進み，極期で急速に進む。これは頸管の開大が最も加速する時期と一致する。なお，分娩第1期の児頭の回旋は図8のように矢状縫合が横径から縦径に一致するように回旋していく。

分娩第1期の潜伏期までは個人差があるが，経産婦は活動期から分娩第2期に個人差はなく，ほぼ同じ経過をたどる。

	分娩第1期（開口期）				分娩第2期（娩出期）
	潜伏期 (latent phase)	活動期 (active phase)			
		加速期 (acceleration phase)	極期 (phase of maximal slope)	減速期 (deceleration phase)	
子宮口	2.0〜2.5cm	2〜3, 4cm	急速に9cmまで開大	9〜10cm	10cm
初産婦	平均8.5時間	2時間以内	約2時間	2時間	1時間半〜2時間
経産婦	平均5時間	1時間以内	約1時間	数分	30分〜1時間
備考	この時期の長短は全分娩所要時間を左右する。軟産道の強靱，陣痛微弱は，この時間が延長する。		児頭の下降が始まる。	児頭の下降が著しい。下降がないと児頭骨盤不均等 (CPD)，回旋異常を考える。	

CPD；cephalopelvic disproportion

胎胞形成（図9）

　陣痛によって子宮内圧が高まると，引き上げられた頸管と押し上げられた卵膜との間にズレが生じ，卵膜が子宮壁から剥離する。これにより外子宮口の方向に羊水が流入し，卵膜が膨隆した状態となる。これを胎胞という。

　胎胞は，児頭が固定する前は陣痛発作に羊水が流入して緊満し，陣痛間欠時には弛緩することを繰り返して大きくなる。

　胎胞は頸管の伸展，子宮口の開大を促す。

破水（図10）

　破水とは，卵膜が破れて羊水が漏出した状態のことをいう。陣痛が強くなると子宮内圧が上昇し，児頭が下降する。この圧力に卵膜が耐えられなくなると胎胞が破裂し，内部に溜まった前羊水が流出する。

　破水の時期により，適時破水と非適時破水（前期破水・早期破水，遅延破水）に分類される。

分娩期の胎児心拍数陣痛図（CTG）（図11）

　CTGは，胎児心拍数と子宮収縮（陣痛）を経時的に記録する。分娩中の胎児心拍数モニタリングは，胎児の状態を鋭敏に反映する。正常な胎児心拍の基線は110〜160bpmの間にあり，持続する頻脈や徐脈は胎児機能不全の徴候である。子宮収縮により，胎児への血液供給が一時的に減少するため，児にはストレスとなる。しかし，正常な胎児では子宮収縮による心拍数の変化は軽度であり，すみやかに回復する。

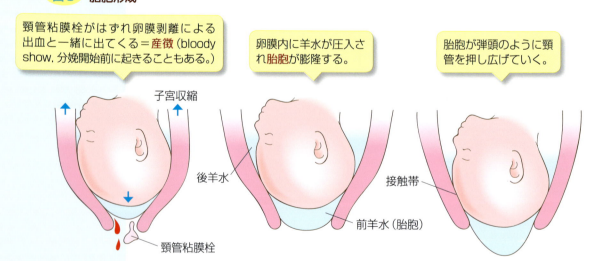

図9　胎胞形成

分娩経過の全体像

図10 破水

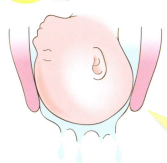

子宮口が全開大するころ胎胞が破裂（破水）するものを適時破水という。

非適時破水：
- 陣痛開始前に起こるものを前期破水という。
- 子宮口全開大前に起こるものを早期破水という。
- 全開大後も破水しないものを遅滞破水という。

陣痛が強くなると子宮内圧が上昇し，圧力に卵膜が耐えられなくなると，陣痛発作時に胎胞が破綻し，内部に溜まった前羊水が流出する。

図11 分娩第1期CTG胎児心拍モニタリング

胎児心拍数により胎児の状態が良好なサインは，①基線が正常範囲内，②基線細変動が正常，③一過性頻脈がある，④一過性徐脈がない，の4条件を満たすことであり，reassuringと評価する。なお，CTG判読の詳細に関しては，成書を参考にトレーニングをすることが必要である。

分娩第1期

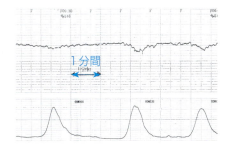

分娩第1期終わり〜第2期
子宮収縮の間隔は短くなっていき，発作時間が延長する。陣痛頻度は強くなり，心拍はreassuring。

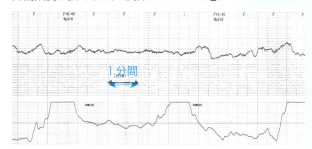

分娩第2期

子宮口全開大から胎児娩出まで（娩出期）の期間をいう（図12）。初産婦は平均1.5〜2時間，経産婦は30分〜1時間である。

排臨
陣痛発作時には胎児の児頭先進部が見え，陣痛間欠時には腟内に後退して見えなくなる状態をいう（図13）。

発露
陣痛間欠時にも児頭が後退しない状態をいう（図14）。

図12　子宮口全開大から児頭第3回旋，児頭第4回旋，児娩出まで

🎥 Video：「正常分娩の経過（横）」　0:17～0:51

子宮が全開大すると，分娩第2期が始まる。内回旋が終了すると，児頭の排臨・発露を経過して，児頭は恥骨結合下縁を支点に伸展反屈（第3回旋）を開始する。
第3回旋が終了すると，児頭が娩出され，児頭の外回旋（第4回旋）が起こる。
その後，前方の肩甲が娩出，続いて後方の肩甲が娩出され，躯幹も娩出され，胎児の娩出である分娩第2期が終了する。

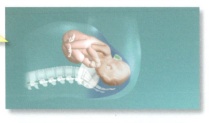 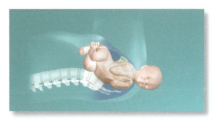
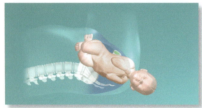 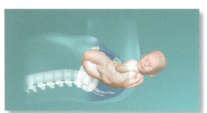
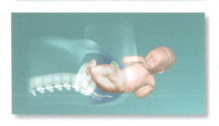 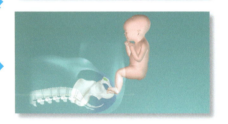

図13　排臨

🎥 Video：「正常分娩の介助法（正面）」　0:08～0:20

a：陣痛発作時　　　　　　　　　　　b：陣痛間欠時

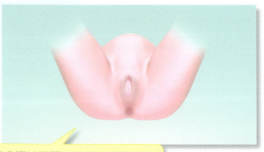 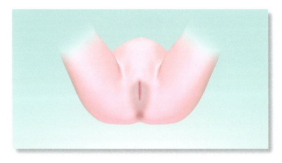

分娩第2期は児頭は急速に下降する。児頭は陣痛発作時には大きく下降し，やがて陰裂の間から胎児先進部がみえるようになる。陣痛間欠時には産道の抵抗によって児頭は腟内に後退し，みえなくなる。この状態が排臨である。

図14　発露

🎥 Video：「正常分娩の介助法（正面）」　0:24～0:44
陣痛発作・間欠時

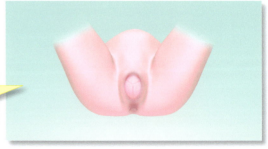

陣痛が増強し，胎児先進部の下降がさらに進むと，陣痛間欠時にも児頭は後退しなくなる。この状態が発露である。児頭に押され，肛門は強く開大する。

分娩第3期

　胎児娩出から胎盤娩出（後産期）の時期をいう（図15）。胎児娩出後に後陣痛が始まり，胎盤娩出とともに卵膜，血液が排出される。初産婦では15～30分，経産婦では10～20分である。

> **memo**
> このときの血液は，血腫となって排出され，平均で約250mlである。500ml以上の出血は異常出血である。

胎盤剥離

　胎児娩出後，子宮筋層は収縮するが胎盤は収縮しないため，両者にズレが生じ，脱落膜海綿層で断裂が起こる。脱落膜からの出血により胎盤後血腫が形成され，血腫の増大により胎盤剥離が促進される。剥離した胎盤は後陣痛により子宮下部に排出され，腹圧により頸管，腟を経て腟外に排出される（図16）。

図15　胎児娩出から胎盤娩出（後産期）

Video：「正常分娩の経過（横）」0：51　　Video：「胎盤娩出　シュルツ様式（横）」0：27

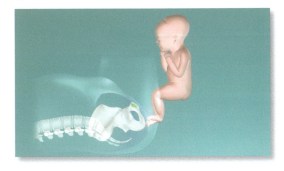
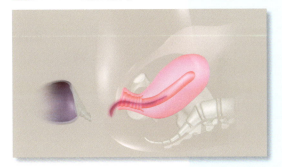

図16　胎盤剥離・腟外娩出

Video：「胎盤娩出　シュルツ様式（横）」

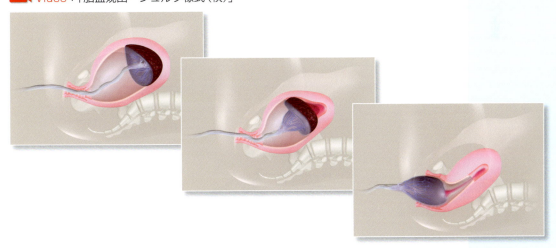

胎盤娩出様式

胎盤娩出様式には，シュルツ（Schultze）様式，ダンカン（Duncan）様式，半母体面娩出がある。シュルツ様式（胎児面剥離）は，胎盤中央部で剥離が生じて胎盤後血腫を形成するが，これが拡大して胎盤辺縁まで剥離し，胎盤娩出時には，胎盤胎児面が先に娩出されるというものであり，全分娩の70〜80％を占める（図17）。

ダンカン様式（母体面剥離）では，胎盤の剥離は辺縁で生じ，次第に中央部に及ぶ（図18）。胎盤は母体面を先にして娩出されるもので，この割合は全分娩の20〜30％である。なお，この2様式のほか，胎児面，母体面が混合して娩出される半母体面娩出がある。

胎盤剥離徴候と胎盤剥離後の母体

シュレーダー（Schröder）徴候とは，胎盤剥離徴候の一つで，児娩出直後はほぼ臍高にあった子宮底が臍部より上昇し，球状に近かった子宮体部は硬く細長くなり，右方に傾くことをいう。また，胎盤の剥離下降に伴い，恥骨結合の直上部の子宮部分は膨隆してくる（図19）。そのほか，アールフェルド（Ahlfeldt）徴候やキュストナー（Küstner）徴候などがある。

シュルツ様式
胎盤が胎児面から娩出する様式。

ダンカン様式
胎盤が母体面から娩出する様式。

半母体面娩出
胎盤の一部が母体面で娩出しかかるが，残りは胎児面で娩出する様式。

アールフェルド徴候
胎盤は剥離すると下降するため，臍帯に装着したコッヘル鉗子が10cm以上下降する。

キュストナー徴候
胎盤が剥離している場合，恥骨結合上部を圧迫すると，臍帯が外陰より押し出される。剥離していない場合は，逆に内側に引き込まれる。

図17　胎盤娩出様式　シュルツ（Schultze）様式

🎥 Video：「胎盤娩出　シュルツ様式（横）」

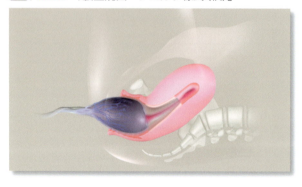

胎盤の中央部から剥離が始まり，胎盤後血腫が形成される。胎盤後血腫を母体面側に包み辺縁部まで剥離が拡大する。胎盤は胎児面から排出され，次いで胎盤後血腫が娩出される。

図18　胎盤娩出様式　ダンカン（Duncan）様式

🎥 Video：「胎盤娩出　ダンカン様式（横）」

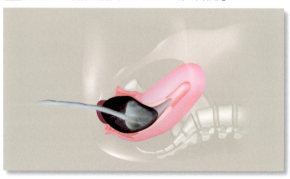

胎盤の下辺縁から剥離が起こるため，胎盤の下端が先進し，母体面から排出される。胎盤後血腫を流出しながら娩出される。

図19 胎盤剥離後の母体

剥離徴候

シュレーダー（Schröder）徴候

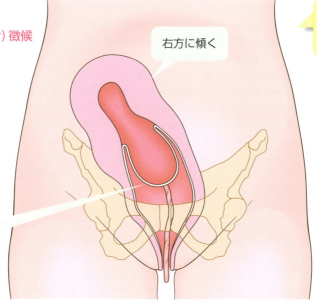

右方に傾く

子宮底が上昇して，子宮体部は硬く細長くなり，右側に傾く。

子宮下部の球形の膨隆

Column

後産期の終わり

胎盤は胎児娩出後，10〜30分以内に自然に剥離して娩出される。胎盤娩出の完全な終了のサインは，子宮は硬く球状となり，出血が止まる。子宮底は臍下2〜3横指（恥骨結合上11〜13cm）となる。子宮収縮が良好な場合，子宮は小児頭大の硬い腫瘤様となるが，子宮壁が柔軟で大きくなる場合には収縮不良である。

（髙橋眞理）

2章

分娩経過評価の基礎知識

1 児頭下降度の評価と内診法　　40

2章 分娩経過評価の基礎知識

1 児頭下降度の評価と内診法

Point

- 分娩経過での児頭下降方向，児頭の第1，第2，第3，第4回旋を理解する。
- 児頭嵌入後，前方に彎曲してくる骨盤軸（骨盤誘導線）の理解，児頭先進部と最大周囲径の位置との関係，産瘤や応形機能による児頭の変形などを理解する。
- 児頭下降に伴って恥骨後面の触知できる部分が少なくなってくること，児頭と仙骨前面のスペースが減少してくることを理解する。
- 骨盤軸に基づいたstation（t-station）の概念を理解し，胎児位置を正しく推定する。
- 自身の内診指の実測値を把握し，正確な内診の技術を磨く。

Q & A

Q 正確な内診法マスターのコツは？

A 自分の指を知ることである。
各自の指の長さ，幅などを実測し，体得する。

Q 児頭下降度の評価法は？

A stationと恥骨後面の触知範囲・児頭と骨盤底のスペースを総合的にみる。

児頭の回旋 (図1〜4)

　分娩の進行は，分娩の三要素によって規定されることは，1章(p.4)で述べた。「胎児の胎位・胎向・胎勢を確認しながら，先進部や産道の状態を把握する」「児頭が回旋しながら骨盤内に進入，下降し，娩出に至る」これらを経時的に正確に評価することが大切である。

第1回旋 (図1)

　まず児の顎が胸壁に近づき，児頭は屈位をとりながら骨盤内に進入してくる。通常，児頭は母体に対して90度前後横を向いて進入してくる。

図1　第1回旋

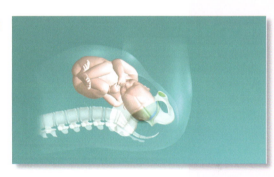

図2　第2回旋　　a：第2回旋①　　　　　b：第2回旋②

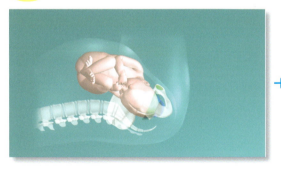
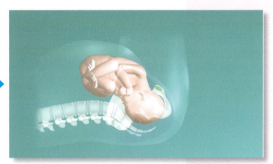

図3　第3回旋

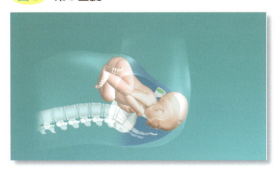

図4　第4回旋

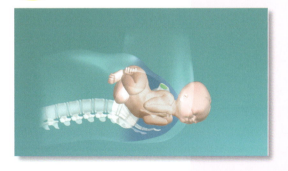

第2回旋（図2a, b）

児頭の嵌入とともに，児頭後頭部が母体の前方に向くように回旋しながら骨盤底に達する。

第3回旋（図3）

次いで恥骨を軸に児の顎が胸壁から離れるように母体前方に児頭が向きながら会陰をすり抜ける。

第4回旋（図4）

児頭が会陰を滑り出る（滑脱）と，児は母体背面を向く（仰臥位なら児は下を向く）が，児背は子宮内では左右どちらかにあるため，肩甲娩出の際には，児背の対側に顔を向ける。

児頭最大周囲径

児頭の諸経線には小斜径，前後径，大斜径とそれぞれの周囲径がある（図5,表1）。児頭下降度の評価には，児の胎勢により異なる児頭最大周囲径を正確に把握することが重要である。

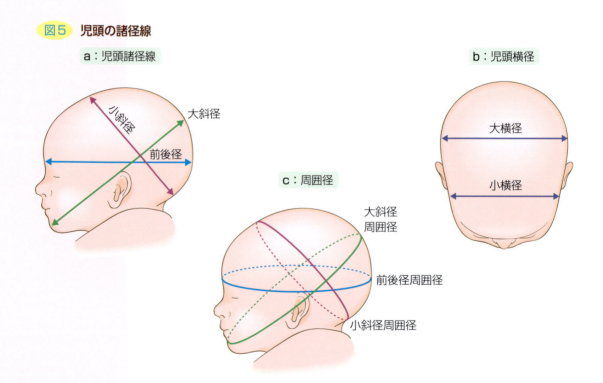

図5 児頭の諸径線
a：児頭諸径線
b：児頭横径
c：周囲径

表1 児頭諸径線とその周囲径

	径線（diameter）		周囲径（circumference）
小斜径	平均9cm	項窩（後頭結節の後下方）から大泉門の中心に至る距離	平均32cm
前後径	平均10.5～11cm	眉間と後頭結節の最大距離	平均33cm
大斜径	平均13cm	頤の先端と後頭間の最大距離	平均35cm
大横径	平均9cm	左右頭頂骨結節間の距離	頭部側方から見ている径線とは異なり，上方から見た径線
小横径	平均7.5cm	左右冠状縫合間の最大距離	頭部側方から見ている径線とは異なり，上方から見た径線

※大横径をとりまく一断面が小斜径周囲と一致するため，ACOGでは大横径と児頭先進部との距離を問題にしている。
東大式評価法では，児頭の屈位，反屈位の状況も加味しているため，周囲径と先進部の距離を重要視している。

ACOG
American College of Obstetricians and Gynecologists

前方後頭位（図6）

正常分娩では，児頭は屈位をとり，小斜径周囲が最大周囲径となる（図7a）。

頭部の一番大きい面が骨盤内を通過していくことによって，分娩の進行度，難易度が決定される。先進部の通過ではない。児頭が嵌入し，下降してくるところの最大周囲径の位置が，骨盤のどの位置にあるかが分娩の進行度，児頭の下降度，分娩の難易度を評価するうえで重要な点となる。

前方後頭位では，後頭部が先進するため，この先進位置から最大周囲径を推定することになる。もちろん児頭が大きい場合や応形機能が高度な場合，産瘤が高度の場合などは，先進部から最大周囲径面までの距離は当然長くなる。

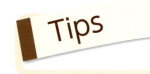

正確なstation評価は，児頭頭皮の先端ではなく頭骨の先端（the leading bony portion）で評価する。産瘤は差し引いて，骨の位置で評価する。

図6 前方後頭位

（station＋3）
小斜径周囲（後頭下・大泉門平面）が最大周囲径となる。

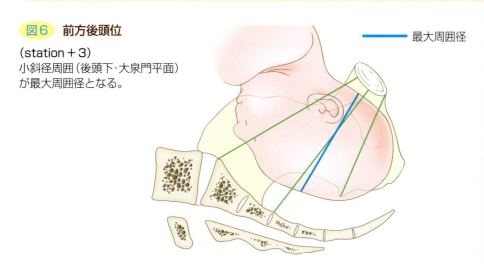

── 最大周囲径

前方前頭位（図8）

　最も多い回旋異常であり，前方後頭位に比べてやや反屈しているため，通常，前後径を含む周囲径が最大周囲径（図7b）となり，その周囲面積は前方後頭位の最大周囲径である小斜径周囲面より広い．このため，しばしば分娩遷延や分娩停止の原因となる．

　分娩が進行すると長頭となり，先進部と最大周囲径，すなわち前後径周囲面との距離は，前方後頭位の先進部と小斜径周囲面との距離に比べ，長くなり，産瘤も大きくなる．前方前頭位の回旋異常では，先進部が下降しているようにみえても実際の最大周囲径の位置が実際より高く，吸引や鉗子遂娩術が困難になる理由である．

図7　骨盤侵入時の児頭の胎勢

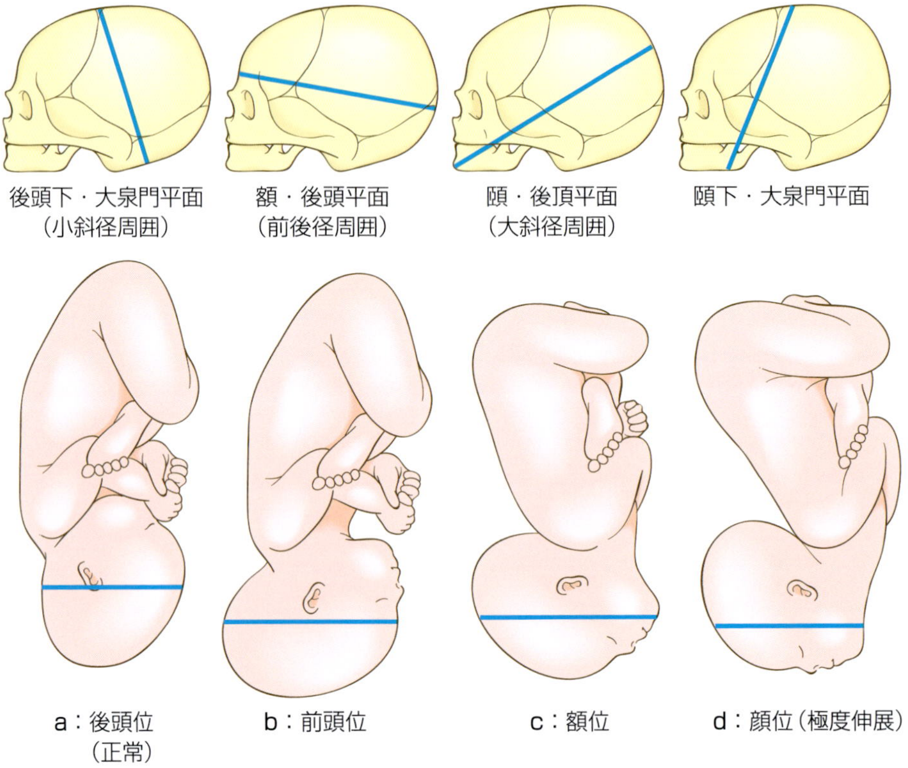

後頭下・大泉門平面　　額・後頭平面　　　　頤・後頂平面　　　　頤下・大泉門平面
（小斜径周囲）　　　（前後径周囲）　　　（大斜径周囲）

a：後頭位　　　　　b：前頭位　　　　　c：額位　　　　　d：顔位（極度伸展）
（正常）

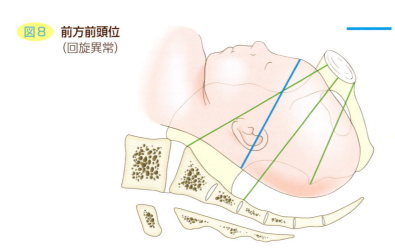

図8 前方前頭位（回旋異常）

― 最大周囲径

(station +3)
前後径周囲（額・後頭平面）が最大周囲径となる。前方後頭位（図6）と同じstation +3であるが，最大周囲径はずっと高い所にある。

胎児位置と先進部の評価と表記法

骨盤の区分と，先進部の高さについて図9に示す。

> **Column**
>
> 児頭の下降度を先進部の位置によらず，最大周囲径の位置で表記する方式は，古くから東京大学産婦人科において用いられてきた（東大式表記法，図9b）。これは，ドイツ学派による産科学の流れを汲んでいるものである。英米方式では胎勢の表現ができない。

　最大周囲径の位置で表記する方式（東大式表記法，図9b）は，特に鉗子や吸引分娩のときに重要となる。また，胎児の胎勢，胎向や反屈しているかどうか，先進部が後頭（頂）なのか頭頂なのか，前頭（頂）なのかも表記することになっている。分娩進行中では大周囲径が後述する骨盤区分のどの位置にあるかも記載する（表2）。

　第1頭位か第2頭位か，先進部は後頭か前頭か，最大周囲径がどこにあるか，第2回旋がどこまで進んでいるかを記載する（図10）。正常分娩の第1頭位では，当初第1頭頂入口部横だったのが，第1後頭高中在斜となり，さらに第1後頭低中在縦で娩出される流れが表記でき，体勢，胎向，先進部，回旋，児頭の下降度まで分娩進行が共有できるものになっている。

　ACOGでは「前方前頭位」と「後方後頭位」は区別できないことになっているが，東大式表記法では区別可能である（図10e, f）。

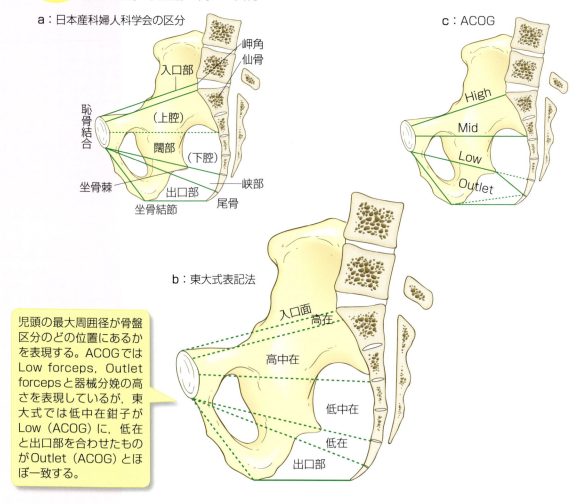

図9 骨盤の区分と先進部の高さの表現

a：日本産科婦人科学会の区分

c：ACOG

b：東大式表記法

児頭の最大周囲径が骨盤区分のどの位置にあるかを表現する。ACOGではLow forceps, Outlet forcepsと器械分娩の高さを表現しているが、東大式では低中在鉗子がLow（ACOG）に、低在と出口部を合わせたものがOutlet（ACOG）とほぼ一致する。

表2 児頭回旋の表現方法（東大式表記法）

以下の5項目を順番に記述する。

①児背が母体の左＝第1
　　　　　　右＝第2

②先進部が母体の腹側＝前方
　　　　　　　背側＝後方

③先進部　　後頂（頭）
　　　or　　頭頂
　　　or　　前頂（頭）

④児頭最大周囲径の高さ（図9b）

⑤矢状縫合の向き＝横
　　　　　　　　　斜
　　　　　　　　　縦

【例】第1前方後頭（あるいは後頂）中在斜
＊分娩した場合は「位」を付ける

児頭下降度の評価と内診法

図10 頭位における下降度，頭向，回旋，胎勢の表現法（東大式表記法）

第2前方後頭位の分娩経過

a：第2後頂高在横
（ROT）

b：第2前方後頂高中在斜
（ROA）

c：第2前方後頂低在縦
（ROA）

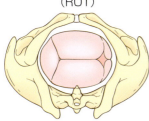
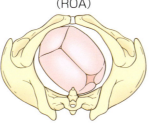
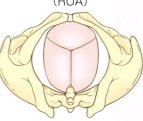

回旋異常例

d：第2頭頂低在横
（ROT）

e：第1あるいは
第2前方前頂低在縦（FA）

f：第1あるいは
第2後方後頂低在縦（OP）

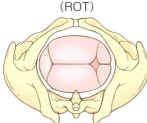
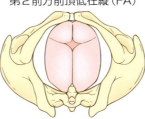
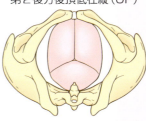

ROT：right occiput transverse，ROA：right occiput anterior，OP：occiput posterior

頭位における胎児位置の表現方法（東大式表記法）

頭向（胎向）		
第1胎向：児背または児頭が母体の左側		L
第2胎向：児背または児頭が母体の右側		R

回旋（先進部の方向）					
		屈位	反屈位		
			前頭位	額位	顔位
先進部	前方	前方後頭位（正常）	前方前頭位	前方額位	頤前方顔位
	後方	後方後頭位	後方前頭位	後方額位	頤後方顔位
		後頭位 occiput；O		額位 frons；F	顔位 mentus；M

児頭最大周囲径の骨盤区分の高さ
高在
高中在
低中在
低在
出口

第2回旋時の児頭の向き
横
斜
縦

児頭の向き
骨盤を下から見て前方から時計回り
前 anterior；A
左前 left anterior；LA
左横 left transverse；LT
左後 left posterior；LP
後 posterior；P
右後 right posterior；RP
右横 right transverse；RT
右前 right anterior；RA

Tips

前方前頭位：よくみられる回旋異常で，前頭が先進し，児頭はやや反屈している状況で前頭が前方に回旋する状態である。最大周囲径が広く，骨盤との余裕が少なく，分娩進行が緩慢で分娩停止や分娩遷延となりやすい。

後方後頭位：極端な屈位をとり，先進部が後頭であり，先進部が後方へ回旋するものである。児頭が小さい早産児などの症例が多く，骨盤と児頭間に余裕があるときにみられる。児頭が深く嵌入したところで分娩が止まることもあるが，そのまま比較的スムーズに娩出することも多い。

児頭下降度の評価 (骨盤軸に基づいたt-station)

デ・リー (DeLee) のstation

骨盤入口面に平行した面で尾骨先端を通る平行面までを3区分したものを骨盤平行平面区分〔ホッジ (Hodge) の平行平面，図11〕といい，その第3平面である坐骨棘を通る平行面を基準にしてデ・リーのstationの概念がつくられている (図12)。児頭の先進部がこの基準面の垂直上方へマイナス，垂直下方へプラスでcm表示するものである。

しかし，実際は児頭が骨盤内に嵌入してくると骨盤軸に沿って児頭先進部は前方に下降してくる (図13)。このためこのstationでは骨盤に児頭が嵌入してプラスになってくると仮想垂直線上のため実測できず，客観性に乏しい。

Column

デ・リーのstation概念では個々の測定値にばらつきが多く，回診や症例検討時，児頭下降度の状況や急速遂娩術の施行状況，困難な症例の状況を共有することが困難なことがある。特に，裁判事例や産科医療補償制度における事例検討でも下降度の所見と状況が一致せず，検討が困難なことも散見される。

児頭下降度の評価と内診法

図11 ホッジ (Hodge) の平行平面

第1平面
(the first parallel ; IP)
　＝骨盤入口面に一致する平面

第2平面
(the second parallel ; IIP)
　＝第1平面に平行で恥骨結合下縁を通る平面 (主要面 chief plane ; CPともよぶ)

第3平面
(the third plane ; IIIP)
　＝坐骨棘端を含む平面 (棘間面 interspinal ; Spともよぶ)

第4平面
(the fourth plane ; IVP)
　＝尾骨先端を含む平面

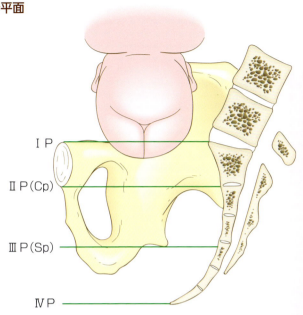

図12 デ・リー (DeLee) の station

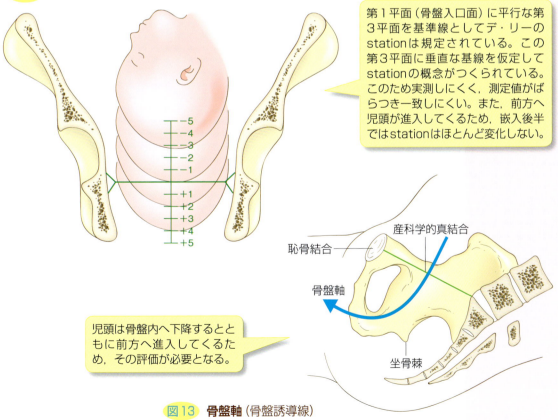

第1平面(骨盤入口面)に平行な第3平面を基準線としてデ・リーのstationは規定されている。この第3平面に垂直な基線を仮定してstationの概念がつくられている。このため実測しにくく、測定値がばらつき一致しにくい。また、前方へ児頭が進入してくるため、嵌入後半ではstationはほとんど変化しない。

児頭は骨盤内へ下降するとともに前方へ進入してくるため、その評価が必要となる。

図13 骨盤軸 (骨盤誘導線)

Trapezoidal station (t-station)

　個々の測定値にばらつきが多いなどのデ・リーのstation概念の欠点から，筆者らは東大式表記法にあわせて，恥骨結合下縁と左右の坐骨棘を結んだ平面を基準面として，骨盤軸に沿って下降してきた児頭の先進部を測定し，cmで表記した新たなstation概念を提唱している（図14, 15）。われわれはこの基準面をtrapezoidal planeとし，その下降度をtrapezoidal station（t-station）と称して用いている。

　従来のデ・リーのstationより，理論的にはより下降して計測されるため，プラスの数値がやや大きく表記される。しかし，相対的な臨床運用においては，ほとんど差がなく使用できる。

　実際，第2指（示指）を坐骨棘に当て，恥骨下縁を示指の付け根の上縁で触知しながら第3指（中指）を曲げると，下降している児頭の下降度を触知できる（図16）。

Column

t-stationの概念は，筆者が学んだ東大式の概念を基に，埼玉医科大学総合医療センターへの異動をきっかけにまとめたものである。現在，同センターや順天堂大学産婦人科では，この概念を用いている。

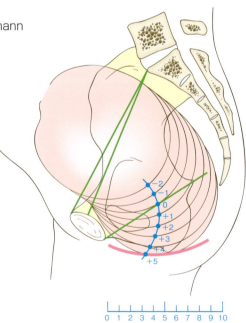

図14　t-station

station −2の児頭とGuthmann骨盤撮影の正確な縮尺図

骨盤内へ児頭が嵌入してくると，児頭は骨盤軸に沿って前方へ下降してくる。下降とともに恥骨後面の触知範囲は少なくなり，児頭と骨盤底とのスペースも狭くなる。

図15 t-station（基準面）

児頭と骨盤，t-station基準面の関係を示す。
a：斜側方像　　　　　　　　　b：正面像

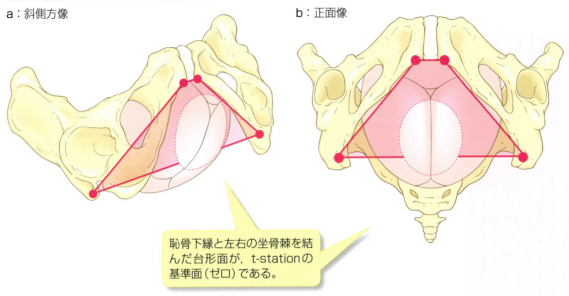

恥骨下縁と左右の坐骨棘を結んだ台形面が，t-stationの基準面（ゼロ）である。

図16 児頭下降度の触知

a

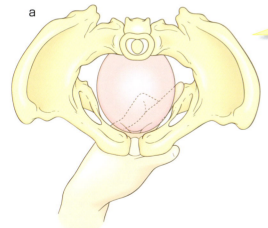

示指を坐骨棘先端に当て，恥骨結合下縁を示指付け根の上縁で触知し，中指を曲げる。示指の上縁がt-station基準面（ゼロ）となり，児頭の先端を中指で触知する。示指の上縁と中指との距離を計測し，t-stationとする。

b

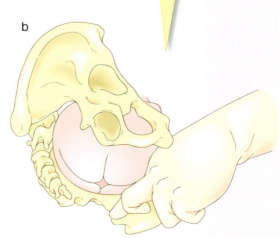

Tips

t-stationにおいては，示指と中指の間隔を計測しておき，示指の幅を計測しておけば，＋1cm，＋2cm，＋3cmと概測できるので，個人差も少なくより客観的に計測できる。このため，状況を共有しやすく，児頭の下降している局面での評価に有用である。

Tips

stationは，下降度を表しているため，子宮収縮期に最大限下降したところで評価する。

児頭下降度評価や最大周囲径の位置の推定に影響する因子として重要なものを表3に示す。産瘤が大きかったり，分娩遷延などで応形変化が高度であった場合は児頭の最大周囲径は上方にある。同じstationでも巨大児など児頭が大きい場合は最大周囲径はより上方に，小さければ下方に位置する。前方前頭位などの回旋異常，不正軸進入，骨盤型にも影響される。

表3　児頭下降度評価に影響する因子

1. 産瘤が高度
2. 応形変化が強い（分娩停止例，分娩遷延例など）
3. 児頭の大きさ
4. 前方前頭位
5. 額位，顔面位
6. 不正軸進入
7. 骨盤型（android，漏斗骨盤，第2仙骨岬など）

児頭下降度の総合的評価

　児頭の下降度はt-stationのみならず，恥骨後面の触知範囲や児頭と仙骨前面（骨盤底）とのスペースの広さも併せて総合的に評価する（図17，表4）。

図17 恥骨後面の触知範囲と，児頭と骨盤底とのスペース
t-station＋2，最大周囲径は高中在下方。

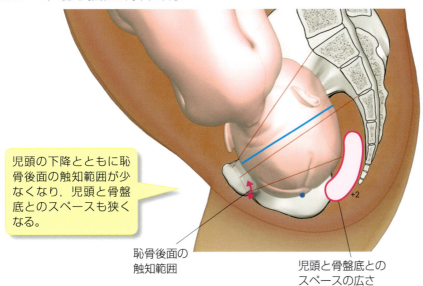

児頭の下降とともに恥骨後面の触知範囲が少なくなり，児頭と骨盤底とのスペースも狭くなる。

恥骨後面の触知範囲

児頭と骨盤底とのスペースの広さ

表4 児頭の下降度の表現

ACOG 2007			内診（東大式）					
鉗子の高さ	DeLeeのstation	児頭の回旋	t-station	恥骨後面触知	児頭と骨盤底のスペース	児頭（最大周囲径）の位置	日本産科婦人科学会区分	
Mid forceps	＋1		〜＋1	すべて		高在以上	入口部〜高在	真結合線を含む骨盤入口面を上限とし，その下方1cmまでを高在と定義する
Low forceps	＋2	＞45°（横〜斜）	＋2〜＋3	2/3〜1/2　1/2〜1/3	広い　狭い	中在（高中在〜低中在）	濶部	高在の下縁を上限とし，恥骨結合下縁から左右坐骨棘を通り，仙骨前面（およそ第4仙椎下端）に至る平面を下限とする，比較的広い部分をさす
Outlet forceps		＜45°（斜〜縦）	＋4〜＋5	＜1/3〜なし	なし	低在　出口部	峡部　出口部	仙骨部下方と恥骨結合下縁と仙骨先端を含む比較的狭い範囲　低在より下方の部分を意味する

※実際は，中在は広く，高中在と低中在に分けられる。低在，出口部はおのおの狭い範囲であり区別は難しい。
　児頭の大きさや応形機能によって最大周囲径の位置は異なる。

内診法

　分娩の進行度を評価するには，正常の分娩経過の理解と児頭の位置の正確な内診技術習得が必要である．児頭の下降度評価として骨盤軸に沿ったt-stationを使用し，恥骨結合後面などの角度，触知範囲など内診技法を駆使して正確な児頭の位置，回旋状況，先進部の状態，児頭下降度の評価を会得する．

　内診所見が正確にとれ，骨盤，軟産道の状況，児頭下降度，児頭の回旋状況，屈位，反屈位の程度，不正軸進入（asynclitism）などを表現でき，説明，申し送りができることが大切である．そのためには分娩進行の知識を十分理解し，内診の技術を磨くことである．

内診
自分の内診指を知ろう！
　　　自らの指の部分を測定し，知っておくことが大切である（図18）．

図18 内診のため覚えておきたい指の長さ

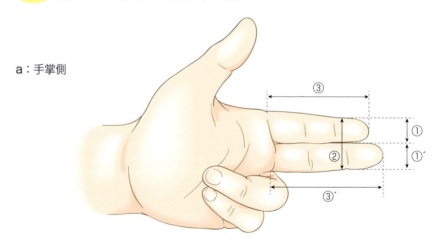

a：手掌側

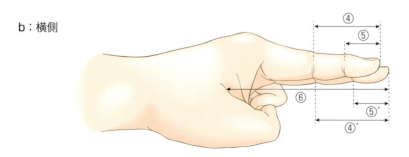

b：横側

Tips

知っておくとよい内診指の長さ（図18）

- 第2指（示指），第3指（中指）の幅の長さ：①，①'
- 遠位指節間関節での第2，3指の幅の長さ：②
- 第2指や第3指の中手指節間関節までの長さ：③，③'
- 近位指節間関節までの長さ：④，④'
- 遠位指節間関節までの長さ：⑤，⑤'
- 第3指先端から母指手根中指関節までの長さ：⑥

※これらを知っておくと，メジャーがなくてもさまざまな部位のおおよその計測が可能である。展退度を知るための頸管長の長さの測定，産科学的真結合線の長さの測定，stationの測定などさまざまな部位の測定に使用できる。

　また，第2指（示指）と第3指（中指）を無理なく開いたときの両指間の長さや，最大限開いた両指間の長さを知っておくと，頸管開大度を計測するためのマーキングとなるので便利である。

　さらに子宮口が開大した場合は，左右に残っている頸管の幅より，全開大（10cm）から逆算して開大度を推定する。

⇒第2指と第3指との両指間の計測については，p.121付録も参照

t-stationの実測

　第2指（示指）を伸ばし，第3指（中指）を曲げて坐骨棘に触れ，t-stationを測定することをイメージしたときの指の間隔を測定しておく（図19a）。第2指の先端で坐骨棘を触知し，母指の付け根あたりで恥骨結合の下縁に触れた状況で下降した児頭の先端を第3指で触知する。この際，第2指の中手指節間関節部分上縁と，曲げた第3指遠位指節間関節部分の距離を知っておくとt-stationが概測できる（図19b①②）。児頭が骨盤に嵌入してきた時点での，より客観的な児頭下降度評価となる。ときに，器械分娩の適応を検討するうえで，より正確な，客観的な児頭下降度は大切であり，信頼性の高い評価法である。

産科学的真結合線の推定

　第3指（中指）先端で岬角（promontorium）から母指手根中指関節までの長さなど知っておくと，産科学的真結合線の長さを推定できる（図20）。

図19 t-stationを概測するための指の長さ

a：側面

示指先端を坐骨棘に置き，示指基部で恥骨下縁に接するように位置する。曲げた中指で下降した児頭を触知する。

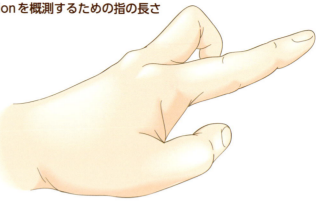

b：手背部

示指上縁と曲げた中指の距離を測定し，体得しておく。

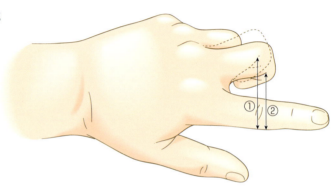

図20 内診における骨盤入口前後径の計測推定法

内診指先端で岬角を触知し，恥骨下縁までの距離を測定すると，骨盤入口前後径を推定できる。

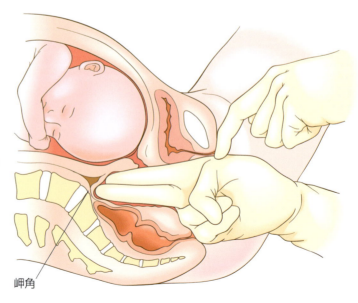

岬角

(Williams Obstetrics, 23ed, p.31より引用)

（竹田　省）

3章

正常分娩の介助法

1 分娩第2期の介助と会陰保護手技　62

2 胎盤娩出法　78

3 フリースタイル分娩　87

3章 正常分娩の介助法

正常分娩の介助

第1前方後頭位の分娩介助を行う際の全体の流れは以下の通りである。

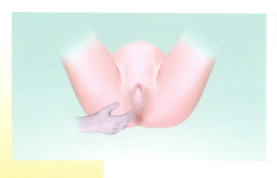

排臨
排臨のころには肛門を軽く保護する。

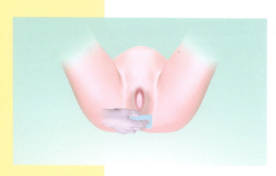

肛門保護
肛門保護は，綿花を適当な大きさにし，肛門に当てて保護をする。

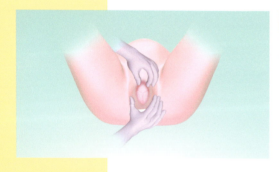

発露
排臨から発露のころになったら，肛門保護から会陰保護に切り替える。

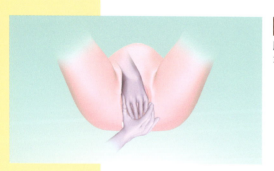

会陰保護
胎児娩出の際に起こりやすい会陰等の損傷を予防し，児の安全な娩出を図るために会陰保護を行う。

全体を見てみよう

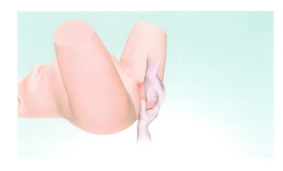

後頭結節の滑脱
胎児の後頭結節が滑脱するまでは，第3回旋を抑制して，児頭が最小周囲径で産道を通過できるようにする。

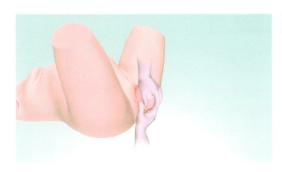

第3回旋
後頭結節が滑脱したら，第3回旋を助け，骨盤軸（骨盤誘導線）に沿ってゆっくりと児頭の娩出を介助する。

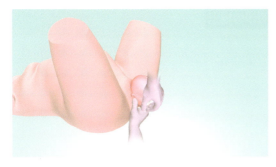

児の顔面清拭
児頭が娩出したら，ガーゼで児の顔面を拭き下ろし，鼻口周囲の羊水や分泌物を拭く。

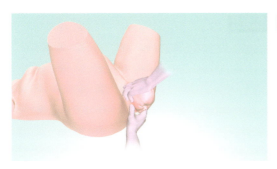

臍帯巻絡の確認
臍帯巻絡があるかどうか確認し，臍帯巻絡のない場合は，第4回旋を介助する。（巻絡がある場合は，「4章 1臍帯巻絡の解除法」に基づき臍帯巻絡の解除を行う）

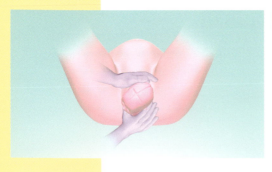

第4回旋
児頭娩出後，自然に児頭が回り第4回旋が始まる。第4回旋は，自然に任せて無理に回旋させない。

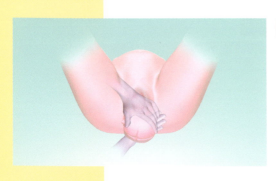

前在肩甲の娩出
肩甲は片方ずつ娩出させることによって最少周囲径で娩出できる。まず，前在の肩甲を娩出する。（肩甲難産の場合には，「4章 2肩甲難産の対応」に基づき対応を行う）

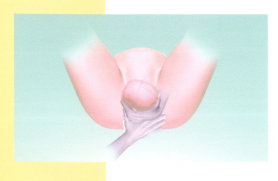

後在肩甲の娩出
前在の肩甲が娩出したら，次に後在の肩甲を娩出する。

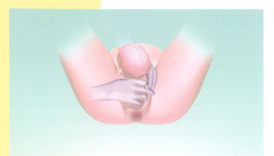

躯幹の娩出
肩甲が娩出したら，骨盤軸（骨盤誘導線）に沿ってゆっくりと躯幹を娩出する。

正常分娩の介助：全体を見てみよう

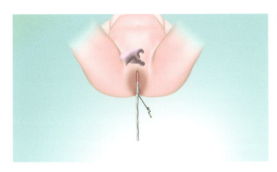

胎盤剥離徴候の確認
児が娩出したら，胎盤娩出を行う前に，胎盤剥離徴候を確認する。

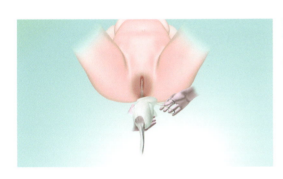

胎盤娩出
複数の胎盤剥離徴候を確認したら，卵膜が遺残しないように，ゆっくりと慎重に胎盤を娩出する。

3章 正常分娩の介助法

1 分娩第2期の介助と会陰保護手技

Point
- 後頭結節が滑脱するまでは第3回旋を抑制して児頭の最小周囲径で娩出する。
- 腹圧をコントロールして児頭をゆっくりと娩出する。
- 肩甲は前在，後在の順に片方ずつ娩出する。
- 躯幹は骨盤軸（骨盤誘導線）に沿って娩出する。

Q & A

Q 児頭の小泉門が先進し，第1回旋では矢状縫合が横径に一致して，小泉門は3時の方向だった。第2回旋終了時には矢状縫合が縦径に一致して，小泉門は12時の方向になっていた。そのまま第3回旋，第4回旋と進み，児が娩出された。このときの分娩時の診断はどれか。

1. 第1前方後頭位
2. 第2前方後頭位
3. 第1前方前頭位
4. 第2前方前頭位

A 1. 第1前方後頭位

分娩第2期の介助と会陰保護手技

最近では，仰臥位だけでなく，側臥位や四つん這いなど自由なスタイルで出産が行われるようになっているが，ここでは仰臥位分娩における分娩第2期の介助法と会陰保護の基本的な手技について述べる。

仰臥位分娩での会陰保護法には，介助者の立つ位置によって側面介助法と正面介助法がある。本項では側面介助法で，介助者である助産師は産婦の右手に立ち，第1前方後頭位の分娩介助を行う際の介助方法を述べる。

肛門の保護

分娩第2期では，分娩が近くなったら，産婦の体位を整え，分娩台の高さや足台の調整を行う。分娩体位を整えてからは，脱肛予防と産婦の安楽のために，陣痛発作時に肛門保護を行う。

肛門保護は，綿花を適当な大きさにし，肛門に当てて保護をする。綿花の上から，右手の第2〜5指の4本の指の指腹を揃えて発作時に軽く圧迫する（図1）。肛門の保護を行いながら，指で肛門の抵抗や努責の強弱を感じ，胎児の下降状態や会陰の状態を観察する。

肛門部に当てた綿花は適宜清潔なものに換える。努責時に排便がみられたときは，綿花に排泄物を受けて汚物入れに捨て，肛門部を清拭する。手指の汚染には注意し，必要時にはゴム手袋を交換する。

図1　肛門保護

Video：「正常分娩の介助法（正面）」 0：13

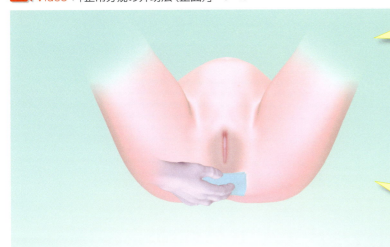

> 分娩体位を整えてからは，脱肛予防と産婦の安楽のために，陣痛発作時に肛門保護を行う。
> 産婦は，子宮口が全開大し，児頭が下降すると努責感が強くなる。児頭の下降とともに，産婦は肛門圧迫感や「何か出そう」と感じることが多いが，肛門部の圧迫によってこのような不安を軽減できる。

> 肛門保護のときには，会陰には必要以上に触れず，産婦が気持ちよいと感じる程度に圧を加えるとよい。圧迫が強いと肛門粘膜を傷つけたり，児頭の下降を妨げることになる。

Column

分娩時の外陰部消毒については，以前は消毒薬で消毒をしていたが，外陰部消毒のためのセトリシド／クロルヘキシジンの使用は，水道水と比較して効果があるというエビデンスはない[1]ことから，現在では外陰部は温かい水道水（微温湯）で洗浄することが勧められている。

会陰保護

会陰保護の目的

会陰保護の目的は，児頭または肩甲部が陰門を通過する際に生じやすい会陰および骨盤底の諸筋の損傷を防ぎ，その後に発生しやすい感染を予防し，児の安全な娩出を図ることである。

> **memo**
> 会陰保護の適切な開始時期は，産婦によってかなり異なり，個人差が大きいため，会陰の状態，児頭の大きさ，陣痛，腹圧の程度に注意して開始時期を判断することが大切である。

会陰保護開始の時期

会陰保護の開始時期は，以下の時期を目安とする。
- 初産－児頭排臨から発露に移行するころ（図2）
- 経産－児頭排臨のころ

図2 会陰保護開始の時期

🎥 Video：「正常分娩の介助法（正面）」 0：27

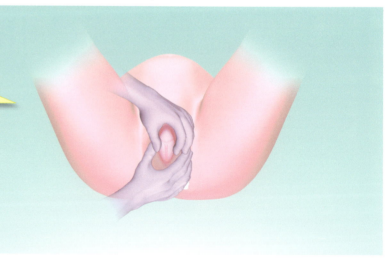

> 排臨から発露のころになったら，肛門保護から会陰保護に切り替える。会陰保護の開始時期は，初産では児頭排臨から発露に移行するころ，経産では児頭排臨のころを目安とするが，個人差が大きい。

分娩第2期の介助と会陰保護手技

排臨から発露

　会陰保護開始の時期になったら，介助者は産婦の右側に立ち，保護しやすい姿勢をとる（図3）。介助者の左手は，肘を曲げ，前腕と手指を垂直におろし児頭に当て，児の急激な娩出を防ぐ。

　右手は，肘を曲げ，手は第1指と第2指を開き，指先は上へ向けて伸ばす。保護綿を用意して会陰部に置き，その上から右手を当てる（図4）。右手は，保護綿の上から，手掌全体で膨隆する会陰部を覆う。

Tips

介助者によって手の大きさや厚さが異なるため，保護綿は，会陰と介助者の手掌全体がフィットするように，それぞれに大きさや厚さを調整する。

図3 側面介助法の姿勢

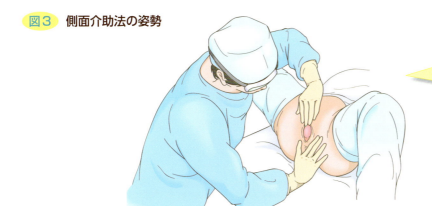

側面介助法では，会陰保護開始の時期になったら，介助者は産婦の側面に立ち，保護しやすい姿勢をとる。側面といっても，実際には図のように産婦の斜め横に立つことが多い。介助者が右利きの場合は産婦の右側に立ち，右手は会陰，左手は児頭に当てる。

図4 会陰保護綿の位置

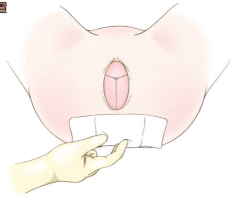

会陰保護の際には，会陰が保護綿ですべて覆われていると，会陰の状態が見えないため，保護綿は上側が陰裂の1〜1.5cm下になるように当て，会陰が観察できるようにする。

分娩時に会陰切開をしない場合，会陰裂傷は腟口から肛門に向かって正中に生じやすい。外陰の上部には恥骨があり，骨で囲まれているため，腟前庭周囲の組織に大きな圧力がかかることを防いでいるが，会陰部ではその下が骨に囲まれていないため，児頭による圧力を柔らかい会陰の組織で受け止めることとなり，裂傷を生じやすくなる。

　仰臥位では，図5のように，骨盤軸が重力とは逆の方向にあるため，会陰に対する力学的負荷がかかりやすく，裂傷が生じやすい。そのため，会陰に加わる圧力をコントロールする必要がある。

　従って，仰臥位分娩の会陰保護では，会陰を右手で上方に圧することにより，会陰に加わる圧力を会陰だけに集中させるのではなく，周りに分散させる。これによって，腟口全体が均等に伸展することを助ける。

　また，会陰や腟口の伸展には時間がかかるので，児頭の娩出速度を調節して，会陰および腟口の伸展を助けることが必要となる。

Tips

会陰を強く圧迫すると児頭の娩出を妨げる場合もあるので，保護する手が娩出しようとする児頭を押し込まないように注意する。

図5　仰臥位分娩での力の方向

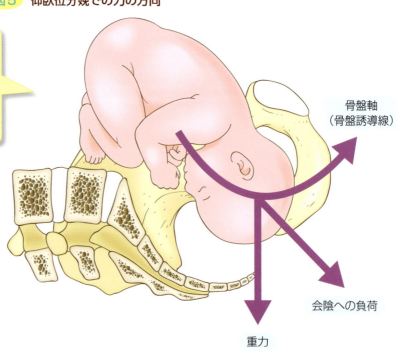

仰臥位では，骨盤軸が重力や娩出力とは異なる方向にあるため，会陰に対する力学的負荷がかかりやすく，裂傷が生じやすい。そのため，会陰に加わる圧力をコントロールする必要がある。

分娩第2期の介助と会陰保護手技

Column

人は緊張すると指先に力が入りやすい。会陰保護の際に指に力が入りすぎると，会陰を下方に強く押し下げることになり，会陰の伸展や児頭の娩出を妨げる結果となりかねない。また，手掌が会陰から浮きやすくなり，右手のコントロールがしにくくなる。従って，手掌部を含めた手全体を用いて，会陰を下から包み込むように保護することによって，微妙な力加減をコントロールすることが大切である（図6，7）。

図6　会陰保護の手の当て方①
Video：「正常分娩の介助法（斜め）」　0：55

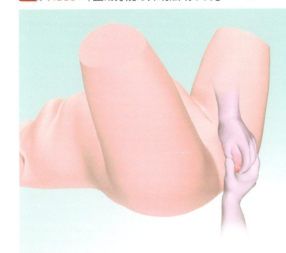

会陰保護の手は，手掌が会陰から浮かないようにして，微妙な力加減をコントロールする。

図7　会陰保護の手の当て方②
Video：「正常分娩の介助法（正面）」　0：47

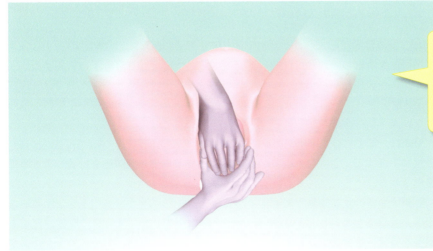

会陰保護の際には，指に力を入れ過ぎず，手掌部を含めた手全体を用いて，会陰を下から包み込むように保護する。

図8 会陰切開

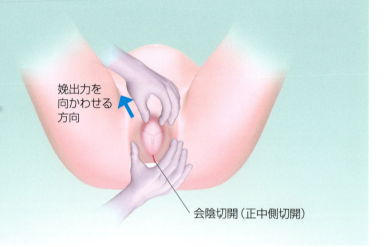

Video：「正常分娩の介助法（正面）」 0：41

娩出力を向かわせる方向

会陰切開（正中側切開）

現在では正中側切開が行われることが多い。会陰切開を行った場合の会陰保護は，切開の入っていない部分を伸展させるようにし，5時の方向に切開があれば，切開の下に右手がくるように少し斜めに手をずらして，11時の方向に娩出力を向かわせて力を分散させるようにするとよい。

Column

分娩の状況によっては，会陰切開が必要なこともある。会陰切開は，現在では正中側切開（図8）が行われることが多い。会陰切開を実施する場合には，なるべく会陰が伸展した状態で切開することが望ましいが，急速遂娩などで会陰が十分に伸展する前に会陰切開を行わざるをえない場合もある。会陰切開した部分は大きな負荷がかかると切開部から延長して裂傷を生じやすい。会陰切開を行った場合の会陰保護は，切開の入っていない部分を伸展させるようにし，5時の方向に切開があれば，11時の方向に娩出力を向かわせて力を分散させるようにするとよい。

後頭結節の滑脱

　児の後頭結節が恥骨弓から滑脱する（はずれる）までは，介助者の右手は会陰に当てたままとし，左手は児頭が屈位を保つように児頭を軽く下方に圧する。左手の手掌が後頭結節に当たるようにして押さえる（図9）。介助者の左手の第1指と第2指を開いて陰唇の開大を助けることもある。左手は，陰核や小陰唇を傷つけないように注意する。

　児頭は，第1回旋で屈位となり，第2回旋で屈位を保ちながら胎勢回旋を行い，骨盤を下降する。さらに，恥骨弓下で反屈回旋である第3回旋を行い，ようやく娩出される。

　児頭は屈位の状態で最小周囲径となるため，後頭結節が恥骨弓下を滑脱するまでは，会陰に当てないほうの左手で第3回旋（反屈）を抑制して，児頭が最小周囲径で骨盤腔を通過できるようにする。

分娩第2期の介助と会陰保護手技

図9 後頭結節の滑脱
🎥 Video：「正常分娩の介助法（斜め）」　1：01

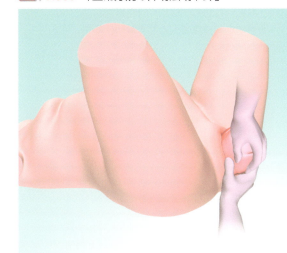

児の後頭結節が恥骨弓から滑脱する（はずれる）までは，児頭が最小周囲径で産道を通過できるように第3回旋（反屈）を抑制する。すなわち，児頭が屈位を保つように児頭を軽く押し下げる。

Tips

第3回旋を抑制するときに，児頭を下方に強く押しすぎると会陰が裂傷しやすくなるので，押し過ぎないようにする。

第3回旋

　後頭結節が滑脱したら，右手は，母体の後方より前方のほうへ押し上げるようにする。同時に左手は児の前頭へ置き，両手を相互に協力して前額，顔面，頤部の順にゆっくりと娩出する。第3回旋がゆっくりと進行するようにする（図10，11）。産婦には努責を逃すことができるようにサポートする。

　仰臥位では骨盤軸は上方に向かい，児頭は骨盤軸に沿って反屈する。従って，恥骨弓下を通過した後は第3回旋を助け，骨盤軸に沿って児頭の娩出を介助する。

　会陰は時間をかけて伸展していくので，会陰が伸展する前に急速に児頭の娩出が進むと裂傷が生じやすい。従って，児頭の急速な娩出を避けるために，産婦の腹圧をコントロールして会陰部をできる限りゆっくり通過させる。児頭の下降度，会陰の伸展，陣痛，腹圧などを考えながら，左右の手の圧を微妙に変化させ，娩出速度を適切に調整する。

> **memo**
> 以前は短息呼吸で努責を逃がすように促していた。しかし，もやもや病という脳内血管の疾患を有している産婦では，短息呼吸は脳出血の原因となる[2]といわれている。したがって，産婦のいきみたい感覚を尊重し，強く努責しないように声をかける。

Tips

第3回旋では，児頭が急速に娩出しないように，産婦と息を合わせて，ゆっくりと自然な娩出を待つことが大切である。強い腹圧がかかった場合には，児頭の娩出速度が速くならないように，左右の手でスピードをコントロールする。

図10 第3回旋①

Video：「正常分娩の介助法（斜め）」 1:05

後頭結節が滑脱したら，骨盤軸に沿ってゆっくりと第3回旋が進行するように介助する。両手を相互に協力して前額，顔面，頤部の順にゆっくりと娩出させる。

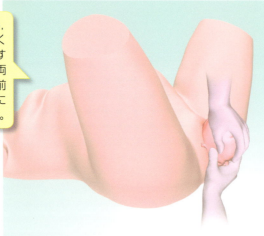

図11 第3回旋②

Video：「正常分娩の経過（正面）」 0:18

児頭が第3回旋を行っているときの骨盤内の胎児の状態である。肩甲も骨盤の形状に合わせて回旋している。

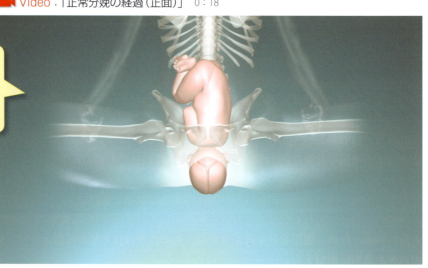

児頭の娩出後

　児頭が娩出したら，会陰に当てた右手はそのまま離さず，左手で新しいガーゼを持って児の顔面を拭き下ろし，鼻口周囲の羊水や分泌物を拭う（図12）。
　さらに，右手は会陰に当てたまま，左手の第2指で臍帯巻絡があるかどうか確認する（図13）。臍帯巻絡のない場合は，第4回旋を介助する。

⇒ 臍帯巻絡のある場合は，「第4章1　臍帯巻絡の解除法」（p.106）により解除を行う。

　児の顔拭き用のガーゼは，娩出が近くなったら恥丘または大腿の下など，取りやすい場所に用意しておくとよい。

Column

　以前は羊水混濁がある場合には児頭娩出とともに口咽頭・鼻咽頭吸引を行っていたが，現在では児に対する分娩中の吸引に関しては，胎便吸引症候群の予防効果はなく，さらに，口咽頭・鼻咽頭吸引は呼吸循環系の合併症を発症させる可能性があるため，羊水混濁の有無にかかわらず，児の分娩中のルーチンの口咽頭・鼻咽頭吸引は推奨されない[3]。

図12　児の顔面清拭

▶ Video：「正常分娩の介助法（斜め）」　1：09

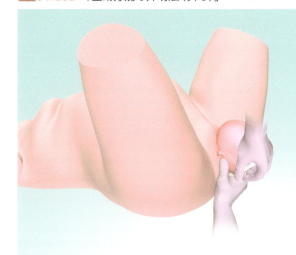

児頭が娩出されたら，会陰に当てた右手はそのまま離さず，左手で新しいガーゼを持って児の顔面を拭き下ろし，鼻口周囲の羊水や分泌物を拭う。

図13 臍帯巻絡の確認

▶ Video：「正常分娩の介助法（斜め）」 1：17

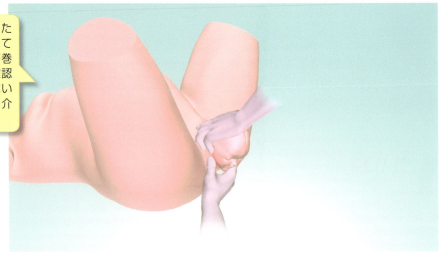

児頭の顔面を清拭したら，右手は会陰に当てたまま，左手で臍帯巻絡があるかどうか確認する。臍帯巻絡のない場合は，第4回旋を介助する。

肩甲娩出の介助

　児頭娩出後，自然に児頭が回り第4回旋が始まる。第4回旋は，自然に任せて無理に回旋させない。回旋しない場合は，軽く手を添えて回旋を促す。

　第4回旋が終了（図14）したら，肩甲径が母体の前後径に一致しているかどうかを確認して，肩甲を娩出する。肩甲は片方ずつ娩出させることにより，最小周囲径で娩出できるので，前在肩甲，後在肩甲の順に片方ずつ娩出する。

　前在肩甲は，左手を児の前在側頭に当てて下方に圧して娩出する。左手は第1指と第2指を十分に開き，第1指を児の頤部に，他の4指は揃えて児の側頭部から後頭部に当て，左手の手掌全体で下に圧し，児の前在の上腕が恥骨弓下に1/2〜1/3程度出るようにする（図15）。右手の手掌はそのまま会陰に置く。このときに，左手で児頭を下に押し過ぎると会陰裂傷が起こりやすくなるので，押し過ぎないように注意する。

　次に，右手は会陰に当てたまま，児頭に当てた左手をはずし，母体の後方に左手の手掌をまわし，児の後在の頤部から頸部に左手を当てて，児頭を上方にゆっくりと持ち上げ，後在肩甲を娩出させる。左手の手指を揃えて児を前上方に抱き上げるようにして，後在の上腕を1/2程度出るようにする（図16，17）。

分娩第2期の介助と会陰保護手技

図14　第4回旋
Video：「正常分娩の経過（正面）」　0：30

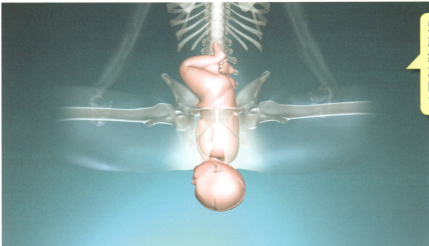

児頭娩出後，肩甲が回旋することによって自然に児頭が回り第4回旋が始まる。図は第4回旋が終了したところである。

図15　前在肩甲の娩出
Video：「正常分娩の介助法（正面）」　1：10

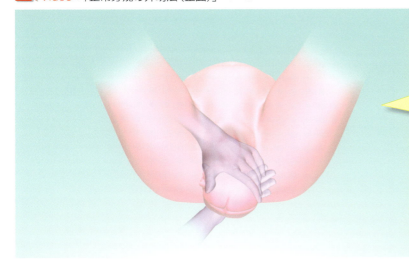

第4回旋が終了したら，前在肩甲，後在肩甲の順に片方ずつ肩甲を娩出させる。前在肩甲は，左手を児の前在側頭に当てて娩出させる。
前在の肩甲は，少ししか娩出していない状態では，後在の肩甲を娩出させるときに，前在肩甲が腟内に戻ってしまう。また，肩甲を多く出し過ぎてしまうと，両肩が一気に娩出されてしまうため，児の大きさを予測して，前在の上腕が1/2〜1/3程度出るようにする。

図16 後在肩甲の娩出①

🎥 Video：「正常分娩の介助法（斜め）」 1：34

前在肩甲が娩出されたら，母体の後方に左手をまわし，児の後在の頤部から頸部に左手を当てて，児頭をゆっくりと持ち上げ，後在肩甲を娩出させる。後在の上腕を1/2程度出るようにする。

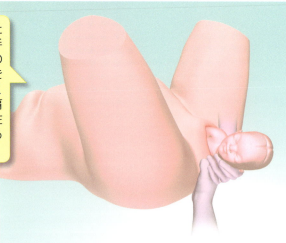

図17 後在肩甲の娩出②

🎥 Video：「正常分娩の介助法（正面）」 1：18

後在肩甲の娩出時には，右手は会陰に当てたままとする。左手は手指を揃えて児を抱き上げるようにして娩出する。

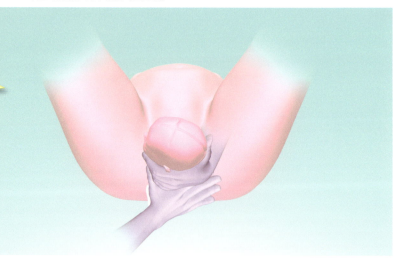

Tips

後在肩甲の娩出時には会陰裂傷が起こりやすいので，会陰をよく見て慎重に娩出する。

躯幹娩出の介助

　肩甲が娩出したら，次に躯幹を娩出する。後在肩甲が娩出したら，左手で児をしっかりと抱えたまま，右手の保護をはずして保護綿を捨てる。抱き上げた児の両肩を左右の第1指と第2指で持ち，その他の手指は児の頸部から背部に当て手掌で上腕を大きく包むようにする。骨盤軸に沿ってゆっくりと会陰から母体の腹部に向かって娩出する（図18，19）。

　躯幹が娩出したら，児の娩出時刻を確認する。

図18　躯幹の娩出①

Video：「正常分娩の介助法（斜め）」　1：44

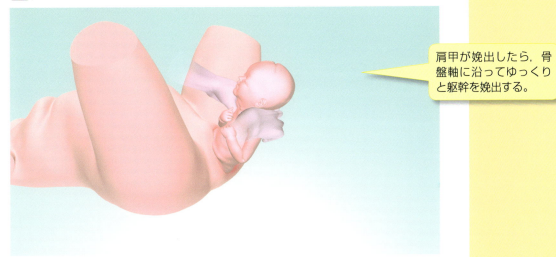

肩甲が娩出したら，骨盤軸に沿ってゆっくりと躯幹を娩出する。

図19 躯幹の娩出②

🎥 Video：「正常分娩の介助法（正面）」 1：24

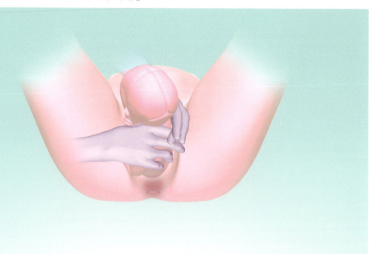

児は首が座っていないため，児を抱き上げる際には，児の頸部から背部に手を当てて支えるようにする。

Tips

保護綿を捨てる際には片手をはずすため，児を落とさないように，左手で児を胸に抱き抱えるようにして支える。また，児から目を離さないようにする。

（増田美恵子）

引用文献

1) 日本助産学会ガイドライン委員会：エビデンスに基づくガイドライン－妊娠期・分娩期2016．日本助産学会誌 2017；30（別冊）：84．
2) 進 純郎, 堀内成子：正常分娩の助産術－トラブルへの対応と会陰裂傷縫合．p106-7, 医学書院, 東京, 2010.
3) 細野茂春監：日本版救急蘇生ガイドライン2015に基づく 第3版 新生児蘇生法テキスト．p53, メジカルビュー社, 東京, 2016.

参考文献

1) 増田美恵子：会陰保護～基本の振り返りと人間工学研究に基づいたテクニックの実際～ 臨床助産ケア 2014；6(1)：37-43．
2) 進 純郎：分娩介助学．p247, 医学書院, 東京, 2005.
3) 村上明美：DVDで学ぶ助産師の「わざ」 仰臥位分娩介助技術～熟練の技を求めて．医歯薬出版, 東京, 2015.
4) 山本詩子, 宮下美代子編著：ベテラン助産師から学ぶ！3大助産業務のコツと技：保健指導・分娩介助・おっぱいケア．ペリネイタルケア2013夏季増刊．p85-114, メディカ出版, 大阪, 2013.
5) 増田美恵子, 岡村直子, 小川鑛一：会陰保護時の圧力に関する研究．順天堂医療短期大学紀要 2003；14：95-102.
6) 平澤美恵子, 村上睦子監：写真でわかる助産技術：妊産婦の主体性を大切にしたケア、安全で母子に優しい助産のわざ．インターメディカ, 東京, 2012.

3章 正常分娩の介助法

2 胎盤娩出法

> **Point**
> - 胎盤剥離徴候を確認してから胎盤を娩出する。
> - 卵膜が欠損しないように，ゆっくりと慎重に娩出する。

Q & A

Q1 胎児が娩出してから，胎盤の娩出をしようとしたところ，胎児娩出直後に臍帯にとめたコッヘル鉗子の位置はほとんど変わらず，恥骨結合の上の腹壁を押すと臍帯が腟のほうに入っていく。胎盤の娩出を開始してもよいだろうか？

A1 胎盤剥離徴候がみられないので，胎盤剥離徴候を確認してから胎盤娩出を行う。

Q2 このときに観察しようとした胎盤剥離徴候は何か？ 2つ選べ。
1. シュレーダー徴候
2. アールフェルド徴候
3. キュストナー徴候
4. ストラスマン徴候
5. ミクリッツーラデッキー徴候

A2 2. アールフェルド徴候
3. キュストナー徴候

胎盤剥離徴候

　胎児の娩出後，後産期陣痛によって胎盤は子宮壁より剥離・娩出されるが，その際には臨床的に剥離を示すさまざまな徴候が知られている。現実には，これらの徴候は剥離徴候というよりも，剥離した胎盤が腟内に下降した徴候という考え方が強い。有名なものは以下の徴候である。

シュレーダー（Schröder）徴候
　胎児娩出後にはほぼ臍高であった子宮底がやや上昇して右に傾き，子宮体は細長く前後に扁平になる一方，恥骨結合上にある子宮下部は下降した胎盤のために膨らんで柔らかくなる（図1）。

アールフェルド（Ahlfeld）徴候
　胎児娩出直後に，腟口に近い部分の臍帯に装着したコッヘル鉗子が，牽引しないのに10～15cm下降する（図2, 3）。

キュストナー（Küstner）徴候
　恥骨結合直上の腹壁を手で圧すると，腟外に出ている臍帯が上方（腟内）に引き戻されず，ほとんど移動しないか，かえって圧出される（図4, 5）。

図1 **シュレーダー（Schröder）徴候**

Video：「胎盤娩出　シュルツ様式」0：10

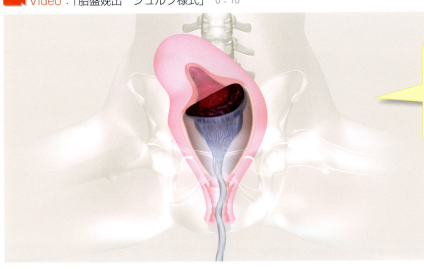

胎盤が剥離すると，子宮底がやや上昇して右に傾き，恥骨結合上にある子宮下部は下降した胎盤のために膨らんで柔らかくなる。

図2 胎盤剥離前
▶ Video：「胎盤娩出法（正面）」　0：03

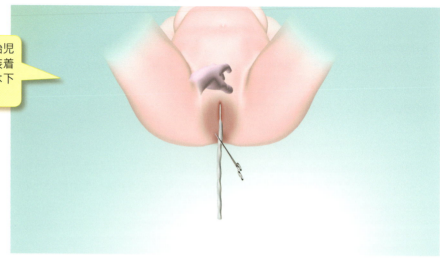

胎盤剥離前では，胎児娩出直後に臍帯に装着したコッヘル鉗子は下降しない。

図3 アールフェルド（Ahlfeld）徴候
▶ Video：「胎盤娩出法（正面）」　0：10

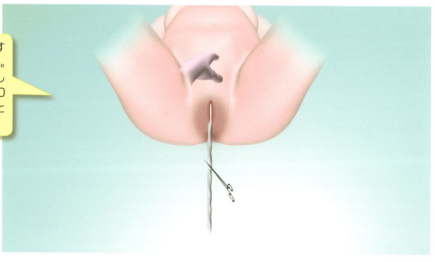

胎盤が剥離して下降すると，臍帯も下降する。それは，臍帯に装着したコッヘル鉗子が10〜15cm下降することによってわかる。

ストラスマン（Strassman）徴候
　片手で臍帯を持ち，他手で子宮底を軽く叩いたときに，その衝撃が臍帯に伝わらない。

ミクリッツ−ラデッキー（Miklicz-Radecki）徴候
　剥離した胎盤が下降して腟腔に達すると，直腸を圧迫して便意をもよおす。

胎盤娩出法

図4　胎盤剥離前
Video：「胎盤娩出法（斜め）」　0：04

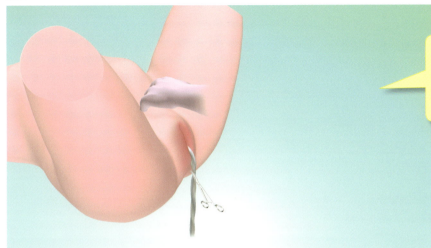

胎盤が剥離する前は，恥骨結合直上の腹壁を手で押すと，腟外に出ている臍帯が腟内に引き戻される。

図5　キュストナー（Küstner）徴候
Video：「胎盤娩出法（斜め）」　0：13

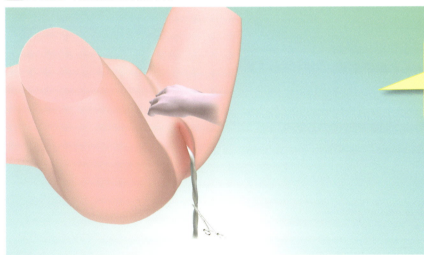

胎盤が剥離すると，恥骨結合直上の腹壁を手で押しても，腟外に出ている臍帯は腟内に戻らず，押し出される。

Tips

胎盤剥離徴候は，一つの徴候だけでなく，複数の剥離徴候で確実に確認する。一般的には，アールフェルド徴候とキュストナー徴候で確認することが多い。

胎盤娩出

シュルツ様式
胎児面から娩出

ダンカン様式
母体面から娩出

⇒1章p.36「胎盤娩出様式」参照

胎盤の娩出様式は，胎児面から娩出されるものを**シュルツ（Schultze）様式**といい，母体面から娩出されるものを**ダンカン（Duncan）様式**という。シュルツ様式のほうが多い。

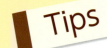

胎盤の剥離前に無理に牽引すると，子宮内反症を起こすことがある。流血がなければ，無理に臍帯を引っ張らずに，自然に胎盤が剥離するのを待つ。

胎盤剥離徴候，出血，子宮収縮の状態を確認し，2つ以上の胎盤剥離徴候がみられたら図6のように胎盤が剥離して腟内に下降しているため，胎盤の娩出を開始する。臍帯にとめたコッヘル鉗子に右手の第2指と第3指をかけて，臍帯を軽く牽引する（図7）。

さらに臍帯を上下にゆっくりと動かしながら胎盤を娩出する（図8）。

図6　胎盤剥離後の子宮内

▶Video：「胎盤娩出　シュルツ様式（正面）」　0：18

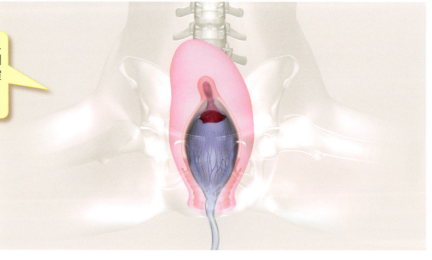

胎盤剥離徴候がみられたときには，胎盤が剥離して子宮下部から腟内に下降しているため，胎盤の娩出を開始する。

図7　胎盤の娩出①

🎥 Video：「胎盤娩出法（斜め）」　0：26

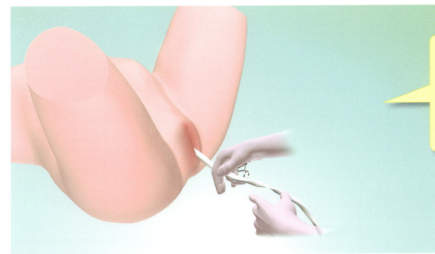

胎盤の娩出では，まず腟内の胎盤を引き出すように臍帯を軽く牽引する。臍帯にとめたコッヘル鉗子に指をかけると，指が滑らずに牽引しやすい。

図8　胎盤の娩出②

🎥 Video：「胎盤娩出法（斜め）」　0：34

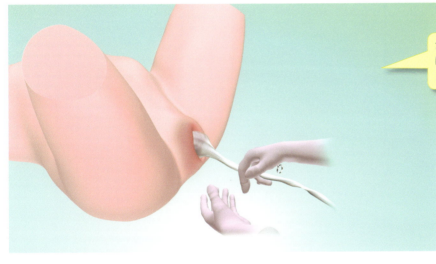

さらに臍帯を上下にゆっくりと動かしながら胎盤を娩出する。

　シュルツ様式では胎児面から娩出し，胎盤は卵膜に包まれて娩出される。胎盤が1/3〜1/2程度娩出したら，左手掌にガーゼを広げて胎盤を包む（図9，10）。卵膜で後血腫を包むようにして胎盤を同一方向に回転させながら，上下にゆっくりと胎盤を動かす。

　胎盤の実質が娩出したら，コッヘル鉗子で腟口の近くの卵膜を挟み，右手でコッヘル鉗子を上下に少しずつ動かしながらゆっくり娩出する（図11，12）。

図9 胎盤の娩出③

🎥 Video：「胎盤娩出法（正面）」 0：46

胎盤が1/3から1/2程度娩出したら，左手掌にガーゼを広げて，胎盤を包む。

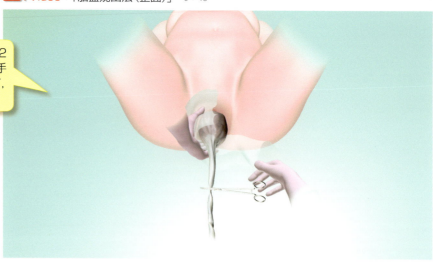

図10 胎盤の娩出④

🎥 Video：「胎盤娩出法（斜め）」 0：40

胎盤を包む際には，コッヘル鉗子にかけていた指を離して，両手で胎盤を包む。包んだ胎盤は同一方向に回しながら上下にゆっくりと動かして娩出する。

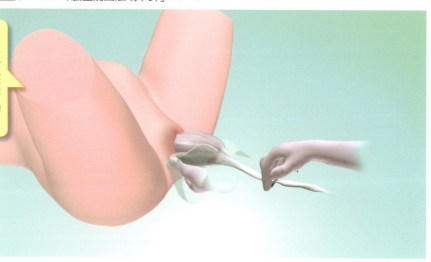

Tips

胎盤は回転させることによって，卵膜がまとまり，娩出しやすくなる。

図11 胎盤の娩出⑤

🎥 Video：「胎盤娩出法（斜め）」 1：01

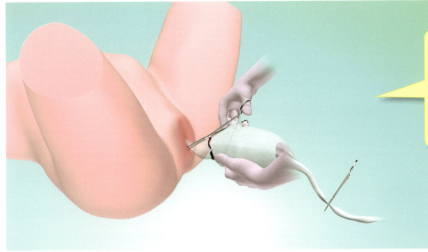

胎盤の実質が娩出したら，コッヘル鉗子で腟口の近くの卵膜を挟み，右手でコッヘル鉗子を上下に少しずつ動かしながら，ゆっくり娩出する。

図12 胎盤の娩出⑥

🎥 Video：「胎盤娩出法（斜め）」 1：07

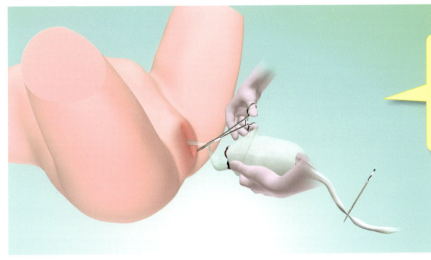

卵膜を急いで娩出しようとすると，卵膜が途中で切れやすくなり，子宮内に卵膜が遺残することになるため，コッヘル鉗子で卵膜を挟んで慎重に娩出する。

　胎盤と卵膜が娩出されたら，胎盤娩出時刻を確認する。胎盤実質および卵膜の欠損の有無を観察し，子宮収縮を確認する。

⇒1章 3 分娩経過の全体像，Column「後産期の終わり」（p.37）参照

Exercise

胎盤剥離徴候を確認し，胎盤を娩出しようとしたところ，ダンカン様式で娩出されてきた（図13）。この場合，どのように娩出したらよいだろうか？

図13 ダンカン（Duncan）様式

🎥 Video：「胎盤娩出　ダンカン様式」 0:15

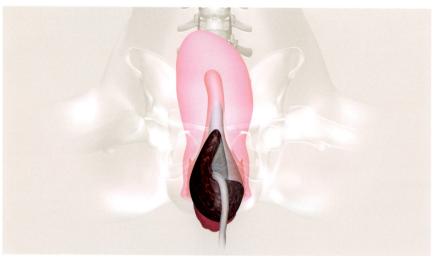

ダンカン様式では，出血が血腫とならず流出する。胎盤が母体面または半母体面から娩出する場合は，胎盤の剥離面が卵膜に包まれずに出血が多くなりやすいため，胎盤をガーゼで包む前に両手の指で胎盤を持って，胎児面を表に直してから娩出する。

（増田美恵子）

3章 正常分娩の介助法

3 フリースタイル分娩

Point
- フリースタイル分娩が大切にしている考え方を理解する。
- フリースタイル分娩のメリットの理解は分娩促進ケアにつながる。
- フリースタイル分娩介助の実際(四つん這い産の場合)をCG動画で見て学ぶ。

Q & A

Q1 「フリースタイル分娩とは，分娩時の体位が自由なことである」。Yes or No?

A1 No.

Q2 児の下降を最も促進する体位は何か？

A2 蹲踞位(スクワット)。

Q3 四つん這い産では，会陰保護は必要であるか？

A3 必要ない。

フリースタイル分娩のフィロソフィー

「フリースタイル分娩」とは？

「フリースタイル分娩」と聞いて，どのようなことを思い浮かべるであろうか。「分娩体位が自由である」「仰臥位分娩ではない」「分娩台を取り払った分娩」「産婦が主体的になれる」「分娩介助には特別な技が必要である」など色々と思い浮かぶであろう。いずれも間違いではないが，フリースタイル分娩の本質を表しているとはいえない。フリースタイル分娩とは単に分娩体位が自由な分娩方法の総称ではない。一般にみられる分娩台仰臥位分娩においてもフリースタイルになりうる。

では，フリースタイル分娩の本質とは何か。次にフリースタイル分娩において，最も大切にしていただきたい考え方である3つのポイントを述べる。

① 産婦が身体的精神的制約から解き放たれた状態になれる[1]

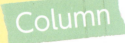

原初的な感覚
人間が生まれながらに備わっている本能的な感覚

お産は，産婦の心の奥にある最も原初的な感覚をよみがえらせてくれる，深い情緒的な体験である。「お産が始まり，子宮口が開大するにつれて，産婦の意識に変化が生じる。お産の最中は，日常的な出来事に気持ちを向けることができなくなる。意識は内面に向かい，まるで産婦の体の中で起こっていることが世界のすべてであるかのようにさえ感じてくる」[2,3]という『アクティブ・バース』の著者ジャネット・バラスカスは，「お産は感覚の目覚めの時である」と述べている。また自然出産のパイオニア的存在であるフランス人産科医ミシェル・オダンは，このような産婦の状態を「go to another planet（別世界に行く）」と表現している[4]。このお産に必要な「原初的な感覚」を呼び起こすために，産婦が身体的精神的制約から解き放たれた状態になれる必要があるのである。産婦はすべてを受容されたと認識できると，自己の本能的欲求に素直になることができる。すると産婦はすべてを助産師に委ね，自己の欲求をさらけ出すようになる。

Column

身体的精神的制約から解放されるメリット

お産は本来，基本的欲求を司る古い脳，すなわち大脳皮質の営みである。新しい脳である大脳新皮質は，人間の理性を司る。大脳新皮質が優位であると，大脳皮質の働きが抑制され，お産が進まない。身体的精神的制約から解放されることは，まさに大脳皮質の働きを優位にし，お産を進行させるのである。

② あくまでも「産婦が主人公」である

　「産婦が主人公となる」「産婦が主体となる」。これは，助産師が好んで使用する表現である。本当の意味での「産婦が主人公」とはどのようなことであろうか。

　①で述べた身体的精神的制約が解除された産婦は，放っておいても自己の身体の内なる声に従い，おもむくままに行動する。しかしながら助産師は，さまざまな指示や助言をして何かをしてあげなければとついつい考えてしまう。このことは「させる」「こうあるべき」「何かしてあげなければならない」という助産師の心の態度を表しており，「産婦が主人公」とは違った方向である。

　実は，「産婦が主人公」とは，産婦自身が「自分が出来事の主人公であり，その日は自分のためにあるのだ」と感じられるように，産婦があるがままに受け止められ，産婦の意思決定が尊重されることである。

③ 産婦のいかなる状況や状態にも介助者はいつでもどこでも対応できる

　「産婦に寄り添う」という意味でもあり，これもまた，真の意味で実行しがたいことかもしれない。お産は人によりさまざまで，また分娩時の体位が同一であっても介助方法もさまざまであり同じではない。その場の状況や姿勢，産婦や児の状況によって変わってくる。

　すべての分娩でいえることであるが，変化する産婦の状況や状態に対応できるために必要なことは，助産師の観察眼と柔軟性である。産婦の息づかい，発汗および腰部や殿部から介助者の手掌に伝わる微妙な圧から変化を酌み取り対応できることである。その研ぎ澄まされた観察眼が，今まさに産婦が体験している感覚，状況，状態の察知を可能にし，柔軟性をもった対応を可能にする。これこそ真の意味での「産婦に寄り添う」ということ，つまり，産婦のいかなる状況や状態にも介助者はいつでもどこでも対応できるということであろう。

フリースタイル分娩の本質となる考え方

フリースタイル分娩で大切にしている考え方を以下にまとめた。
① 産婦が身体的精神的制約から解き放たれた状態になれる。
② 産婦があくまでも主人公である。
③ 産婦のいかなる状況や状態にも，介助者はいつでもどこでも対応できる。

　最も重要なことは，「フリースタイル分娩」という言葉からどうしても分娩時の体位やスタイル，分娩介助方法に焦点が置かれがちであるが，たとえ仰臥位であっても分娩台であっても，上記の3つのポイントが実現できればフリースタイル分娩であるといえる。

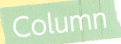

助産師にとってもストレスフリーなフリースタイル分娩

フリースタイル分娩には，いわゆる「分娩体位をとる」という言葉は存在しない。産婦は，いよいよ分娩になるクライマックスまで，基本的に自由に動き回ることが許されている。そしていよいよ分娩というときになって，安全に清潔な場所で児を産めるように助産師はさっとお産マットを敷くだけである。いわゆる分娩台での体位をとって，清潔野を作成するなどのたいそうな準備は不要である。分娩体位をとり清潔野の作成をいつごろすべきか，そして分娩体位をとったら産ませなくてはという考えや思いが助産師の思考の大部分を占めてしまう。このような「〜をすべきか」「〜をしなくてはいけない」などの心を縛る思考は，助産師の焦りを助長しフリースタイル分娩にとって大切な「寄り添う」「待つ」「支える」態度を阻害するばかりでなく，ひいては冷静な判断の邪魔になる危険性をはらんでいる。

そのような意味では，「分娩体位をとる」ということ自体が存在しないフリースタイル分娩は，実は助産師にとってもストレスフリーな分娩スタイルであるといえるのである。

フリースタイル分娩のメリット

WHO（世界保健機構）は，1985年に『出産科学技術についての勧告』[5]のなかで，「陣痛中，および出産のときに，女性に砕石位の体位をとらせてはいけません。陣痛中は歩き回ることが奨められるべきですし，生まれるときにどんな体位をとるかは，それぞれの女性が自由に決められるべきです（勧告17）。」と陣痛および出産中の体位の自由な選択を勧めている。自由な体位の選択の利点はどのようなことがあるであろうか。「児頭の下降」「胎児の健康度」「陣痛・産痛」「外陰部の開き方」への影響から述べる。

児頭の下降

母親の脊椎と胎児の縦軸がつくる角度を**ドライブアングル**という。この角度が広ければ広いほど児頭は下降しやすくなる。よって水平位（仰臥位，側臥位，四つん這い）より**垂直位（立位，蹲踞位，坐位）**になるほど児頭は下降しやすくなる（**図1**）。また股関節を過屈曲とする，すなわちしゃがみこみの姿勢（蹲踞位）は，**骨盤出口部を拡大させる**。

垂直位は，より重力の助けを借りることができる。水平体位では，児頭と骨盤壁の接触面において，重力は骨盤壁を押す力とそこで接する方向とに力が分断され，娩出力を弱めてしまう。一方，**垂直体位は常に垂直方向に働く重力の方向に骨盤軸（骨盤誘導線）方向が重なり，さらに胎児自身の重さも加算され，非常に大きな圧出力が発生する**。よって児頭の下降を促したい場合には有効である。

蹲踞位
スクワット

フリースタイル分娩

図1　分娩体位の変化により重力が娩出力に及ぼす影響

a：仰臥位
圧出力＝A－C

b：蹲踞・立位
圧出力＝A＋G

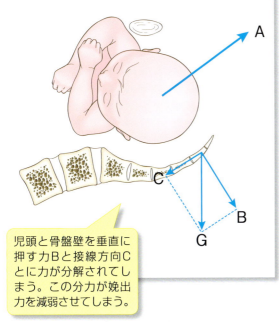

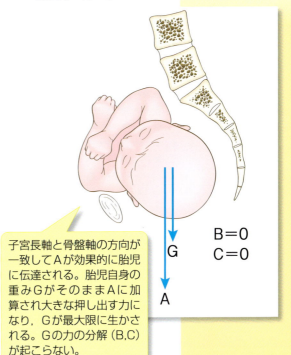

児頭と骨盤壁を垂直に押す力Bと接線方向Cとに力が分解されてしまう。この分力が娩出力を減弱させてしまう。

子宮長軸と骨盤軸の方向が一致してAが効果的に胎児に伝達される。胎児自身の重みGがそのままAに加算され大きな押し出す力になり，Gが最大限に生かされる。Gの力の分解（B,C）が起こらない。

c：骨盤高位四つん這い
圧出力＝A－C

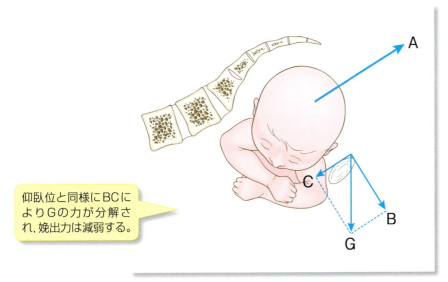

仰臥位と同様にBCによりGの力が分解され，娩出力は減弱する。

A：娩出力
G：重力
B：骨盤壁を垂直に押す力 ｝重力の分力
C：骨盤壁接線方向の力

（文献6より引用改変）

91

さらに産婦が，立つ，歩く，膝立て，座る，腰をローリングするなど体位を変えるたびに，骨盤の骨関節が動き，骨産道の形態が変化し，児頭が骨産道を通過しやすくなる。
　以上のことから，股関節の過屈曲，重力による娩出力の増強，および骨盤軸と子宮長軸の一致による娩出力の増大の作用がある蹲踞位の姿勢が，最も児の下降には有効であるといえる。

胎児の健康度

　分娩時に仰臥位をとることは，胎児が入った重い子宮が腹部大動脈，大静脈を圧迫し，子宮胎盤血流量を減少させ，胎盤における血液ガス交換機能を障害する。Cochran systematic review（2012）の「垂直位 vs 仰臥位」の比較[7]によると，垂直位のほうが胎児機能不全を示す胎児心拍所見が少ないと報告されている。またDe Jongeら（2004）の9件の無作為比較試験（RCT）と1件のコホート研究のメタ分析[8]では，仰臥位分娩はそれ以外の分娩体位に比べて，臍帯血（動脈）のpHが低かった。以上のことから仰臥位よりも垂直位の姿勢のほうが，胎児の健康度を阻害するリスクが低いことがわかる。

陣痛・産痛

　分娩の体位によってお産の痛みを軽減できるわけではない。陣痛中，立って歩き回り，同一体位を持続的にとらないようにすることが陣痛軽減に効果的である。
　また，産婦に不安や恐怖が存在すると，それらは交感神経系の過活動を引き起こし，脳へ痛みを伝達するゲートが開いて痛みとして感じるといわれている。このゲートは脊髄後角にあり，細い神経に痛み刺激が伝わるとゲートが開き，脳が痛みを認知する。一方，太い神経への触覚，圧覚刺激ではゲートが閉じ，脳は痛みを感じないという。いわゆるゲートコントロール理論である。
　この理論を活用し，陣痛を軽減させるには，不安や恐怖を取り払いリラックスした状態，すなわち産婦が身体的精神的制約から解放された状態でお産に臨めることと，太い神経を刺激するように腰をさすったり，圧迫したりすることが肝要である。

外陰部の開き方

　村上（1999）は[9]，分娩体位によって外陰部の形状を比較している。側臥位では雨滴形，椅坐位では楕円形，四つん這いでは円形であるとし，分娩体位により会陰への負荷部位が異なることを明らかにしている（図2）。すなわち四つん這いの姿勢をとると児頭による圧迫が左右上下均等にかかるため，適切に介助者が児頭の調節を行えば，陰裂の裂傷を少なくできるといえる。ただし，分娩進行が一気に進むこともあり，その場合，会陰の伸展を待てずに裂傷が深くなったりしやすいので，会陰部の伸展をみながら児頭の下降をゆっくりコントロールしていくことが必要である。

ゲートコントロール理論
Patric D.WallとRonald Melzakが1965年に提出した疼痛抑制に関する理論

フリースタイル分娩

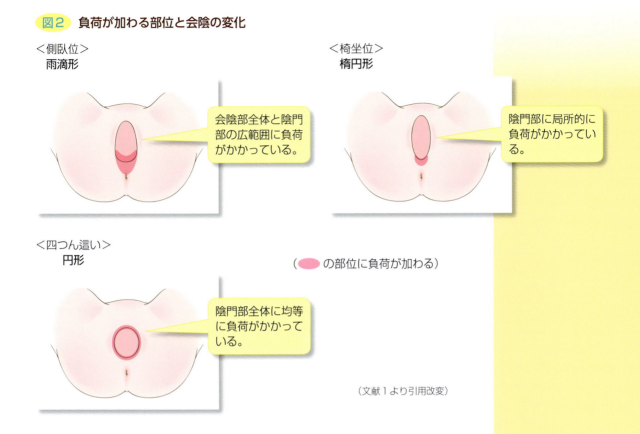

図2 負荷が加わる部位と会陰の変化

＜側臥位＞
雨滴形
会陰部全体と陰門部の広範囲に負荷がかかっている。

＜椅坐位＞
楕円形
陰門部に局所的に負荷がかかっている。

＜四つん這い＞
円形
陰門部全体に均等に負荷がかかっている。

（　　の部位に負荷が加わる）

（文献1より引用改変）

フリースタイル分娩の可能性

　フリースタイル分娩における産婦の自由な体位の選択は,「児頭の下降」「胎児の健康度」「陣痛・産痛」「外陰部の開き方」に良い影響を及ぼしていた。このフリースタイル分娩における姿勢の変化による影響をうまく活用することは, 実は, 分娩の三要素（娩出力, 産道, 娩出物；胎児およびその付属物）に対して効果的に作用していることに気がつくことができる。なかなか進まないお産のケースでは, これらの原理をケアに生かすことで, 良い変化を起こせる可能性が広がるのである。

フリースタイル分娩のデメリット

　急速遂娩が必要な際に, すばやく体位を変換しにくい。CTGモニターがずれやすく, 胎児心音が聴取しにくい場合がある。
　ハイリスクな状況で医療管理が必要とされる場合や, 麻酔分娩で体位の固定が必要なときは, 仰臥位の体位が望ましい。

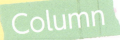

児頭の下降に功を奏したスクワット

日勤帯でリーダーをしていたある日の出来事である。その日は，分娩進行者は前日から破水，陣痛発来入院で経過をみていた初産婦H子さん1名であった。H子さんは採血結果でCRP値が上昇し，陣痛も微弱であった。そのためアトニン®による促進分娩の方針が決定された。

当日の分娩担当は，助産師2年目のAさんであった。14時に子宮口全開大，羊水混濁はみられず，胎児心拍の異常もなく順調な経過であった。16時，私は助産師Aさんから次のような報告を受けた。「全開大してから2時間経過しているが進行が緩徐であり，産婦も疲労があるため，医師に報告し吸引分娩の必要があると考える」。私はその報告からは，吸引分娩へと急ぐ根拠が不十分と考え，助産師Aさんと一緒に分娩室を訪室した。

H子さんは，分娩台に横になっていた。その表情から疲労困憊の様子がうかがえた。そして「もう無理です。とにかく出してください」と分娩への意欲も減退していた。陣痛発作間欠は3分，発作持続時間30秒であった。陣痛発作時，陰唇を開くと第1関節先ぐらいまでに児頭の下降がみられた。陣痛発作時に自然ないきみがみられるが，ぐっと押し出すような勢いのある陣痛発作ではないと感じた。回旋異常はみられなかった。軟産道全体は柔軟で伸展性も良好であった。スクワットを2，3回したら進みそうだなと思った筆者は，分娩台の横に1畳の畳マットを敷き，分娩台から降りてスクワットをしてみることを提案した。しかしH子さんは，「無理だ」の一点張りである。そこで筆者は，「だまされたと思って，私のことを信じて3回だけ私と一緒にスクワットしてみましょう」というと，「3回だけですよ。絶対に」と言いながらH子さんは分娩台から降りてスクワットの姿勢をとった。このように必要時にその気にさせられるのも助産師の力量次第である。

発作間欠時は腰のローリングをし，陣痛発作時スクワット1回目をした。1回目のスクワットで，筆者の手掌にぐっと児頭の下降の抵抗が感じられた。2回目のスクワットで，陣痛発作時うずらの卵大ぐらいに児頭が排臨しているのを手掌で感じた。H子さんは，スクワットを重ねるごとに児頭の下降の身体感覚を得ているようで，エネルギーがみなぎり始めた。この時点で分娩台に戻ってもよいと考えたが，推定体重が3,600 gと大きめであったこと，横になると発作が減弱すると予想されたため，3回目のスクワットを実施。ぐっと抵抗が感じられ，さらなる児頭の下降を手掌に感じた。「さあ，生まれますよ」と声をかけると，ものすごい勢いでH子さんは自ら分娩台にのぼった。分娩台に上がると児頭発露。16時28分，3,865 g男児娩出。会陰裂傷なしであった。

分娩後，H子さんからは，「あの時，もう下からは産めないと思っていた。それなのに今さらスクワットって言われて。無理だと思った。本当に3回しかしないぞって思っていた。でも1回1回のスクワットで赤ちゃんが下りてくる感じがわかってすごくうれしかった」との言葉があった。助産師Aさんからは，「スクワットの威力を感じました。夜勤への引継ぎの時間とかH子さんの疲労による意欲の低下，そして何よりも助産師である私自身が，もう進まないなと決めつけてしまっていたのが産婦に伝わっていたのかもしれません。フリースタイル，アクティブバースってこれだと思った」と振り返りがあった。

産婦が疲労困憊し，出産への意欲が減衰しているとき，時には，ぐっとリードする助産師の力も必要である。真正面から産婦と心から向き合い真摯に話すことで，産婦は納得するものである。スクワットは，いきみやすく娩出力が大きくなり，児頭の下降が緩徐な場合や児が大きい場合などに効果がある姿勢である。

Exercise

21時に陣痛発来にて入院してきた，30歳初産婦，浦安順子さん。内診所見3cm／60％／－2，未破水。陣痛発作8〜10分間欠，陣痛発作持続時間30秒。陣痛発作時の会話が可能で余裕があった。胎児心拍数モニタリング所見は異常なし。表情はやや不安と緊張が強い様子であった。外診にて第2胎向第2分類であった。あなたは，どのようなケアプランを立案するか。

○ケアプラン例
分娩第1期の潜伏期である。表情から不安と緊張が強いことから，リラックスを促す必要がある。未破水であるため，ぬるめのお風呂につかってもらい身体をあたためるように促す。アロマオイルも効果的に使用し緊張をほぐしていく。
外診により第2分類である。分娩開始時の第2分類は胎児の後頭部が母体の背側を向き，そのうえ反屈位をとりやすいため，第1分類に比べ後方後頭位の回旋異常となる確率が高いということを念頭に置く。その予防のために適宜姿勢を四つん這い，あるいは胎向とは反対の方向の側臥位，この場合は左側臥位の姿勢の変換を促していく必要がある。
陣痛の増強がみられ始めたら，歩行や坐位，スクワットなどの起き上がった姿勢を勧めながら分娩進行を促す。

フリースタイル分娩介助の実際
四つん這い産の場合

四つん這い産のメリット（表1）

四つん這い姿勢は，産婦に好まれる体位の一つである。腰痛がつらい産婦には，尾骨圧迫がないので，腰痛が軽減される姿勢である。ビーズクッションなどを利用して，産婦が楽に寄りかかった姿勢がとれるように工夫する。児頭の下降とともに会陰にかかる圧力が均等なため，会陰裂傷を起こしにくく，会陰保護を必要としない。また介助者が会陰の伸展の観察がしやすいという利点もある。

四つん這い産のデメリット（表1）

しかし，産婦の顔の表情が捉えにくいという難点がある。分娩監視装置も装着しづらく，トランスデューサーがずれやすい。正常からの逸脱がみられ医療処置が必要な場合に，すぐさま体位変換がしづらい体位でもある。
また児の顔の娩出時には，真上を向いているので，後羊水がかかりやすく，母親の排便がみられる場合，児の顔が汚染されないように注意が必要である。

表1 四つん這い産のメリット・デメリット

メリット	デメリット
・尾骨圧迫がないため，腰痛が軽減される ・会陰裂傷を起こしにくい ・介助者が会陰の伸展の観察がしやすい	・産婦の表情が捉えにくい ・分娩監視装置が装着しづらい ・体位変換がしづらい ・児の顔が真上を向いているため汚染されやすい

排臨

子宮口が全開大し，肛門抵抗が出てくる。やがて排臨が近づいてくると，肛門哆開（しかい）がみられる（図3）。娩出力を妨げない程度に肛門圧迫を行う。左手でガーゼの上から手掌全体で肛門保護を行う（図4）。

肛門哆開
胎児の下降により直腸が圧迫され，通常は閉じている肛門が開くこと

図3 排臨①

Video：「四つん這い分娩（正面）」 0：08

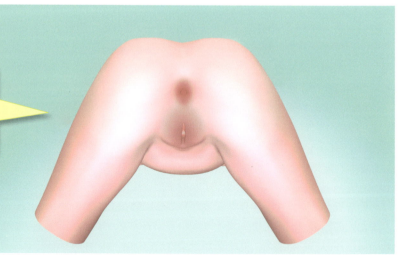

胎児の下降とともに会陰に膨隆がみられ，児頭が親指大ほどに排臨。娩出力を妨げない程度の肛門圧迫でよい。

フリースタイル分娩

Tips

肛門保護はやさしく,力ずくで押さえつけない。強く圧迫すると発赤や浮腫が起きてしまう。
骨盤軸に沿って自然に児頭が娩出するのを待つ。児頭が急激に飛び出しそうな勢いの危険がなければ,児頭に触れることは極力避ける。
右手の2指で児頭を屈位にさせるよう誘導する方法もある。

Tips

同一四つん這い姿勢を続けると,膝痛,上腕の疲労感,膝などは発赤したりする場合がある。
その予防のために,自然な努責に合わせて殿部を下ろして坐位姿勢を促してもよい。

図4 排臨②

Video:「四つん這い分娩(正面)」 0:10

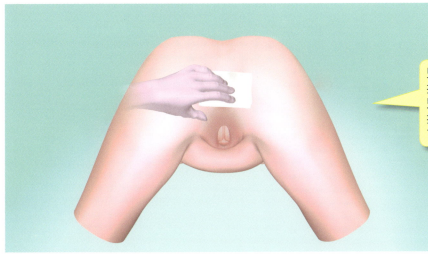

児頭が鶏卵大ぐらいに排臨。肛門保護の手で児頭の下降を感じる。押さえ付けないようにする。

発露

　発露になったら，介助者は左手で肛門を保護し，右手掌全体で児頭を支える（図5）。会陰保護は行う必要はなく，会陰の伸展をよく観察しながら介助を行う（図6）。この場合，真下に力が加わりやすいため，児頭の急激な飛び出しに注意して，右手のひらで児頭が下降してくる圧を受け，圧を調節しながらゆっくり娩出を介助する。

児頭娩出

　児頭がゆっくりと娩出されてくるのを右手のひらに乗せるようなイメージで受ける（図7）。肛門保護の手も力を入れないで当てる。

　児の顔が娩出されると，後羊水が真上を向いている児の顔に直接かかるので，すばやく鼻から口に向けて新しいガーゼで優しく拭く。産婦に排便がみられている場合は，すばやく除去する。肛門に当てていたガーゼは破棄する。臍帯巻絡の確認をする。

Tips

児の顔の娩出は，額，目，鼻，口とゆっくりと少しずつ娩出してくるイメージである。娩出させながら「おでこが出てきましたよ」「おめめ，お鼻が出てきたよ」「お口も出てきたよ」と産婦に声をかけながら娩出すると，産婦自身も娩出感を味わうことができ，またそれとともにゆっくりと娩出できる。

図5　発露

Video：「四つん這い分娩（正面）」 0：36

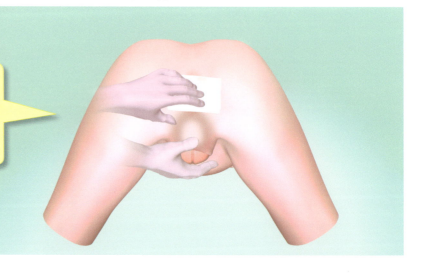

児頭を保護する手は絶対に離さない。娩出力が強い場合は急激に娩出しないように娩出力を手のひらでコントロールする。

フリースタイル分娩

Tips

きれいに光沢する会陰の伸展性に注目してほしい（図6）。細心の注意を払い，ゆっくり1mm，1mm児頭を娩出させるようなイメージである。

図6　四つん這い分娩での良好な会陰の伸展性

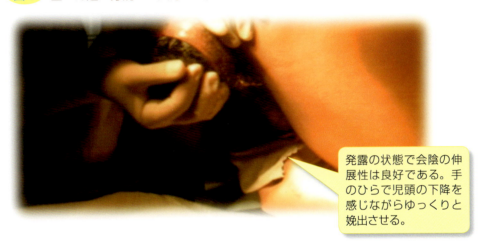

発露の状態で会陰の伸展性は良好である。手のひらで児頭の下降を感じながらゆっくりと娩出させる。

図7　児頭娩出

Video：「四つん這い分娩（正面）」　0：46

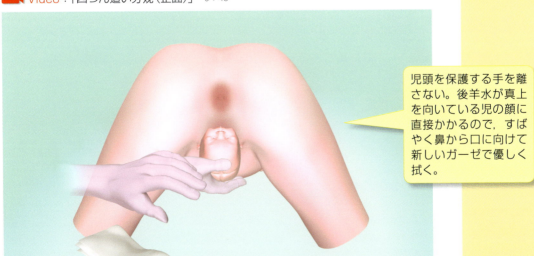

児頭を保護する手を離さない。後羊水が真上を向いている児の顔に直接かかるので，すばやく鼻から口に向けて新しいガーゼで優しく拭く。

第4回旋

児頭が自然に回るのを待つ（顔が大腿のほうを向く．図8は，第1頭位の場合）．
児の皮膚色を観察しながら，このまま次の陣痛発作を待つ．ただし皮膚色が不良になってきた場合は，産婦に軽く努責をかけてもらい肩甲を娩出させる．

図8 第4回旋

🎥 Video：「四つん這い分娩（正面）」 0：57

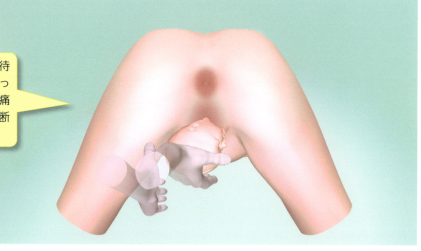

児頭の自然な回旋を待つ．児の皮膚色をしっかり観察し，次の陣痛発作まで待てるか判断する．

図9 肩甲娩出

🎥 Video：「四つん這い分娩（斜め）」 1：04

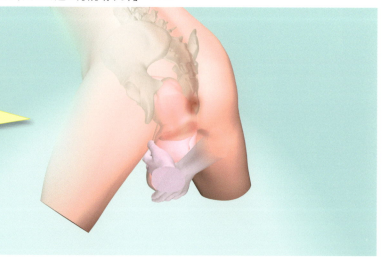

肩甲が出にくい場合は，少し産婦に努責をかけてもらい，肛門のほうに前在肩甲を娩出し，恥骨側に後在肩甲を出す．

肩甲娩出

第4回旋後,次の陣痛発作で重力に任せて児が出てくるので,児の肩を両手で包むようにして持ち,骨盤軸に沿って,産婦の腹部方向へ自然に出てくるのを支える(図9)。

躯幹娩出

児のお腹と産婦のお腹がくっつくように出す(図10)。そしてそのまま産婦に児を抱っこしてもらう。最小の骨盤軸で出すようにする。

> **Tips**
>
> 仰臥位分娩の癖で,上にあげてしまいがちである。そのまま産婦に抱っこしてもらうイメージで出せば骨盤軸に沿う。そのとき必ず産婦へ「さあ,赤ちゃんを抱っこしますよ」「上体を起こして手を出してきて」「さあ,お渡ししますよ」などの声かけをする。
> 安全のために,間接介助者は抱っこの手助けをしてあげることが重要である。

図10 躯幹娩出

Video:「四つん這い分娩(斜め)」 1:16

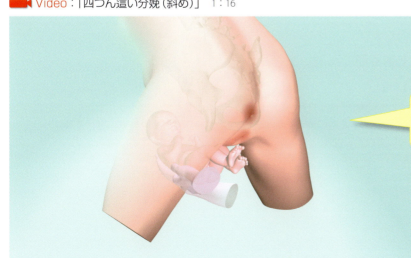

産婦のお腹に向かって抱っこしてもらう気持ちで娩出する。

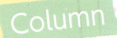

四つん這いの姿勢をとることで落ち着けた経産婦

深夜帯に入ったばかりのころ，2経産婦が子宮口開大4cmで入院。明け方までには分娩になるであろうと予測し，お産室の畳間へ案内した。強めの陣痛がきているようで，畳の部屋に入るやいなや陣痛発作時にウォーと大声をあげだし脚をバタバタ。「えっ，もうお産になる？ 診察の刺激とお産室へ歩いてきたことでぐっと進んだのかしら。でもまだ下のほうにくる低い声ではないわ。でも経産婦だし，もしかしたら」と進行具合を見定めようと再度内診をしたが，子宮口開大は変わらず4cm，発作時でも5cmであった。しかしなぜか落ち着かない様子で，発作がくるたびにあげる声は，だんだんと大きくなってきた。分娩が進行してきている声というよりはパニックに近い状態であった。陣痛発作自体は強めの有効発作がきており，進行していくものと考えられた。ビーズクッションを持ってきて，クッションにガバッとかぶさるように四つん這いの姿勢になることを勧めると，だんだんと様子が落ち着いてきた。

後日この産婦は分娩時を振り返って，次のように語った。

「上の子は2人とも分娩台での出産でした。入院してすぐに入った畳のお部屋に慣れていないことと陣痛が強めだったので，どうしたらよいかわからない感じでした。でも抱えられるクッションに身を寄せられた途端に，なんだか落ち着くことができました」。

四つん這いの姿勢は，腹筋が弛緩しやすく，上体を前傾させて骨盤高位にすると陣痛が減弱するため，急激な分娩進行や陣痛が強めのときに好んで選ばれる体位である。

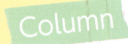

一気に進行することもある四つん這い産

初産婦。児頭排臨は母指大。努責もそれほどではないので，落ち着いて構えていたら，一気に次の発作で発露。児の大きさがある程度あったので，墜落産せずに済んだことがあった。

FGR（胎児発育不全）の経産婦。四つん這い姿勢は骨盤腔が十分広くなるため，一気に進行する。一気に進むと羊水を児が排水しきれずに娩出されるので，あえて四つん這いにせずに側臥位でゆっくりいくほうがよいときもある。

Exercise

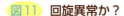
四つん這いでの内診

Q：さて，初産婦，浦安順子は，その後順調に経過し，声もれが始まり陣痛の増強がみられ出した。陣痛発作間欠3分で発作持続時間40秒。四つん這い姿勢を好まれ，ビーズクッションによりかかり過ごされている。進行状況を把握するために四つん這い姿勢のまま内診を行った。内診所見は7cm／90％／±0，回旋は図11に示すとおりである。回旋異常であるか？

図11 回旋異常か？

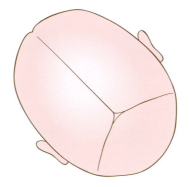

A：回旋異常ではない。

解説：四つん這いでは仰臥位のときの向きと逆になる。子宮腟部は肛門側に位置する。肛門側に手の甲を向け，恥骨側に手掌を向けて示指2本を骨盤軸に沿わせながら行う。矢状縫合は斜径に位置し，小泉門は右斜め下に触れている（図12）。第2前方後頭位で正常である。

図12 四つん這い時の第2前方後頭位

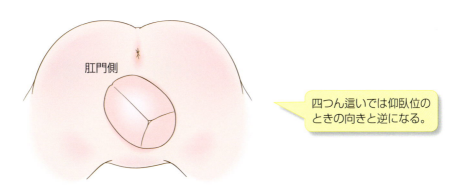

四つん這いでは仰臥位のときの向きと逆になる。

（大田康江）

文　献

1) 村上明美：DVDで学ぶ開業助産師の「わざ」フリースタイル分娩介助．医歯薬出版，東京，2015．
2) Balaskas, J. "The Sensations of Labor". Active Birth. Boston, Harvard Common Press, 1992, 109. .
3) ジャネット・バラスカス：お産の経過．ニュー・アクティブ・バース．佐藤由美子ほか訳．p147，現代書館，東京，1993．
4) Odent, M: Freud as a Midwife. Birth and Breastfeeding : Rediscovering the Needs of Women During Pregnancy and Childbirth. p107-16, Clairview Books, East Sussex, 2003.
5) 戸田律子訳：WHOの59カ条お産のケア実践ガイド．p51，農山漁村文化協会，東京，1997．
6) 飯田俊彦：第7章自然分娩と娩出力．アクティブバース・サイエンス―現代自然分娩のすすめ．p117，メディカ出版，大阪，2012．
7) Gupta JK, Hofmeyr GJ, Smyth RMD.（2012）. Position in the second stage of labour for women without epidural anaesthesia. Cochrane Database of Systematic Reviews, Issue 5.
8) De Jonge A, Teunissen TA, Lagro-Janssen AL: Supine position compared to other positions during the second stage of labor: a meta-analytic review, J Psychosom Obstet Gynecol 2004; 25: 35-45.
9) 村上明美：分娩姿勢が会陰の伸展に及ぼす影響．1998年度日本赤十字看護大学大学院看護学研究科博士論文，1999．

4章

分娩第2期に遭遇する臍帯巻絡と肩甲難産

1 臍帯巻絡の解除法　　106

2 肩甲難産の対応　　112

4章 分娩第2期に遭遇する臍帯巻絡と肩甲難産

1 臍帯巻絡の解除法

> **Point**
> ● 臍帯巻絡がある場合には，巻絡回数や巻絡のきつさを判断して，解除方法を決定する。

　臍帯が胎児の一部に巻き付くことを臍帯巻絡という。頸部巻絡が最も多く，分娩第2期における胎児機能不全の原因となる。

　胎児の頸部に臍帯巻絡がある場合には，児頭が娩出したら，右手は会陰保護をしたまま，左手の第2指または第3指で臍帯巻絡の有無を検査する（図1）。臍帯巻絡がある場合には，巻絡回数や巻絡のきつさを判断する。

図1　臍帯巻絡の検査

Video：「臍帯巻絡（斜め）」　0：02

児頭が娩出したら，右手は会陰保護をしたまま，左手で臍帯巻絡の有無を検査する。臍帯巻絡がある場合には，巻絡回数や巻絡のきつさを判断する。

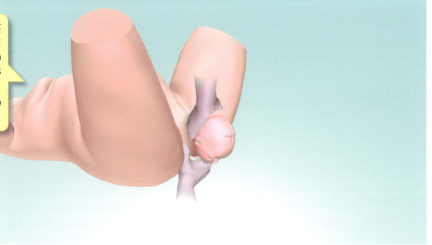

臍帯巻絡の解除法

Q & A

Q 児頭が娩出した後，臍帯巻絡の確認をしたところ，頸部に臍帯巻絡が1回あった。指で臍帯を触るとゆるい巻絡だった。この臍帯巻絡は，どのようにしたらよいだろうか？

A 指で臍帯を引き出して，児頭をくぐらせて臍帯巻絡を解除する。

臍帯巻絡がゆるい場合

　臍帯巻絡が1回の場合や巻絡がゆるい場合は，左手の第2指と第3指で臍帯を引き出し，胎児の児頭をくぐらせて解除する（図2, 3）。このとき，会陰保護をした右手は離さない。
　臍帯巻絡を解除した後は，前在肩甲（図4），後在肩甲（図5）の順に，娩出する。

図2　臍帯巻絡の解除①
Video：「臍帯巻絡（斜め）」　0：10

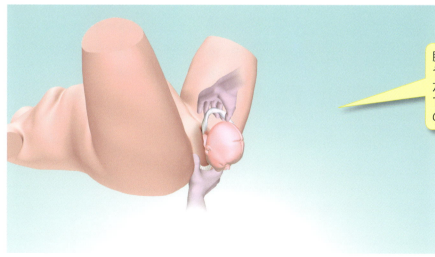

臍帯巻絡が1回の場合や巻絡がゆるい場合は，左手で臍帯を引き出して巻絡をゆるめる。このとき右手は離さない。

図3　臍帯巻絡の解除②

🎥 Video：「臍帯巻絡（斜め）」　0：13

左手でゆるめた臍帯は，そのまま胎児の頭をくぐらせて解除する。

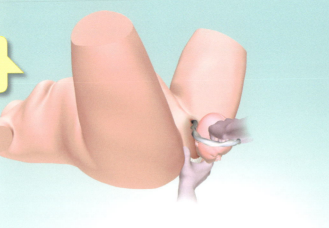

Tips

臍帯巻絡がきつくて児頭をくぐらせるほどの余裕がない場合には，肩甲娩出時に臍帯を肩甲から躯幹の方向にずらして，臍帯が躯幹を通過するように介助する。

図4　前在肩甲娩出

🎥 Video：「臍帯巻絡（斜め）」　0：21

臍帯巻絡を解除した後は，臍帯はそのままにして前在肩甲を娩出する。

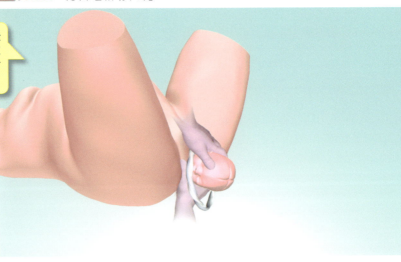

図5　後在肩甲娩出

Video:「臍帯巻絡（斜め）」 0：33

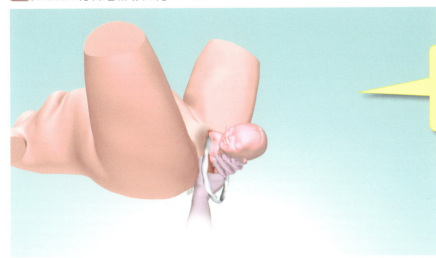

前在肩甲が娩出したら，後在肩甲を娩出する。解除した臍帯の輪を胎児がくぐるようにして娩出できる。

臍帯巻絡が2回以上の場合

　臍帯巻絡が2回以上できつい場合には，解除が困難なので臍帯を切断する。2〜3cmの間隔をあけて2本のコッヘル鉗子で臍帯をとめ，コッヘル鉗子の中間の臍帯を臍帯剪刀で切断する。切断時は，右手の保護綿を外し，母子ともに傷つけることがないように切断し，コッヘル鉗子を児の首の周りを回すようにして巻絡を解除する。切断，解除後は再び会陰保護を続ける（図6〜9）。

図6　二回巻絡①

Video:「二回巻絡（斜め）」 0：11

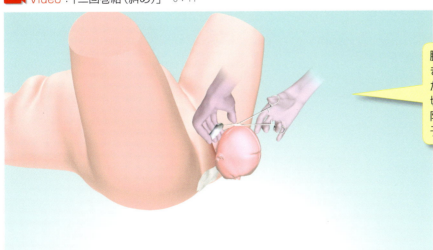

臍帯巻絡が2回以上できつい場合には，解除が困難なので切断する。切断する前に，出血を防ぐためにコッヘル鉗子で臍帯をとめる。

図7 二回巻絡②

🎥 Video：「二回巻絡（斜め）」 0：17

2〜3cmの間隔を空けて，もう1本のコッヘル鉗子で臍帯をとめる。

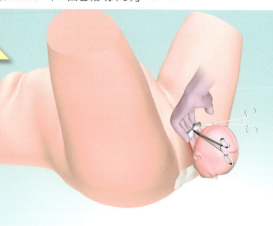

Tips

臍帯巻絡がきつい場合には，手を離しても臍帯巻絡を解除するまでは胎児は娩出できないが，臍帯巻絡が解除されると，急激に胎児が娩出する可能性があるため，産婦の努責に注意する。

図8 二回巻絡③

🎥 Video：「二回巻絡（斜め）」 0：21

2本のコッヘル鉗子の間の臍帯を臍帯剪刀で切断する。母子ともに傷つけることがないように切断する。

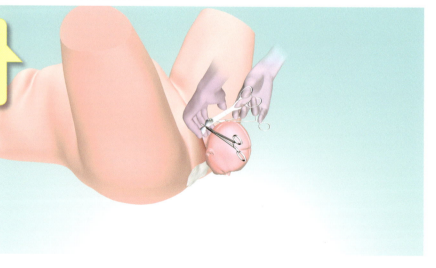

図9　二回巻絡④

Video：「二回巻絡（斜め）」　0：34

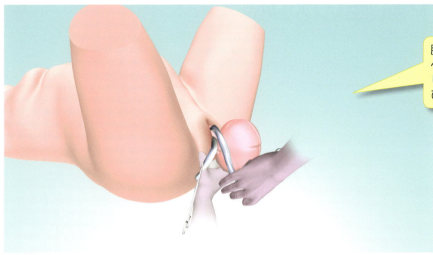

臍帯を切断したら，コッヘル鉗子を回すようにして巻絡を解除し，再び会陰保護を続ける。

（増田美恵子）

4章 分娩第2期に遭遇する臍帯巻絡と肩甲難産

2 肩甲難産の対応

> **Point**
> - 肩甲難産の場合には，マックロバーツ (McRoberts) の体位をとる。
> - マックロバーツの体位で娩出しなければ，胎児の前在肩甲を腹壁上より圧迫する。

　児頭は娩出したが，肩が娩出できない状態を肩甲難産（図1）という。胎児体重が大きくなるにつれて肩甲難産の頻度が上がり，巨大児の場合には肩甲難産が起こりやすい。肩甲が娩出されないまま時間が経過すると，胎児は低酸素状態に陥りやすく，肩甲難産の解除の手技によっては，児の腕神経叢麻痺や骨折などの外傷が起こりやすい。

図1 肩甲難産

Video：「肩甲難産（横）」 0：15

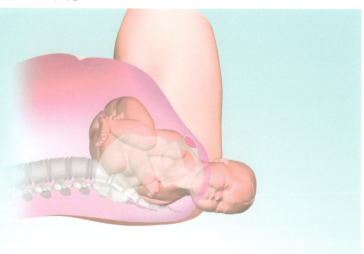

肩甲難産は，児頭が娩出された後，児の肩甲が恥骨結合を通過できず，通常の軽い牽引では娩出できない状態である。

112

Q & A

Q 分娩第2期が遷延していたが，ようやく児頭が娩出した．その後，通常の軽い牽引で前在肩甲の娩出を試みたが，娩出しない．
このときの対応として行うのはどれか？ 2つ選べ．

1. 児頭を強く牽引して前在肩甲の娩出を試みる．
2. 子宮底部を圧迫して胎児を押し出すようにする．
3. 恥骨結合上縁の上方を押して胎児の前在肩甲を圧迫する．
4. 産婦の大腿を抱えるようにして腹部に近づける体位をとってもらう．

A
3. 恥骨結合上縁の上方を押して胎児の前在肩甲を圧迫する．
4. 産婦の大腿を抱えるようにして腹部に近づける体位をとってもらう．

児頭の無理な牽引では，児の腕神経叢麻痺などを起こしやすく，子宮底部の圧迫（クリステレル胎児圧出法）では，児の肩甲が恥骨結合に引っかかり娩出されない．産婦の大腿を抱えるようにして腹部に近づける体位（マックロバーツの体位）をとり，恥骨結合の上を押すことによって，恥骨結合に引っかかった前在肩甲が娩出されやすくなる．

マックロバーツ (McRoberts) の体位

　肩甲難産の場合には，娩出後の新生児仮死が予測されるため，スタッフを呼んだうえで，マックロバーツの体位（図2）をとる．
　外回りのスタッフ2名が，産婦の両サイドに立ち，産婦の足底部に片方の手を添え，もう片方の手で膝を支えて，開脚姿勢を保ったまま，足を産婦の腹部側に押し上げる．産婦の大腿部が腹部につくように介助する（図3a）．
　この時にスタッフがいなければ，産婦自身に膝を抱えてもらう（図3b）．体位が整ったら，次の陣痛を待たずに産婦に努責してもらい，前在の肩甲娩出を試みる．この体位は最も簡便で効果的な体位である．

Tips

マックロバーツの体位では，産婦の両方の大腿部が腹部につくように，しっかりと屈曲してもらう。

図2 マックロバーツ（McRoberts）の体位

Video：「肩甲難産（横）」 0:28

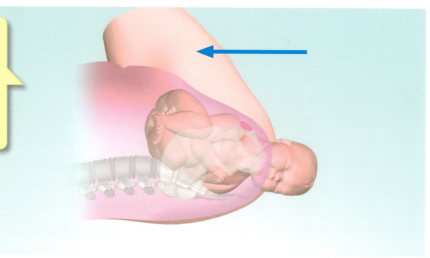

マックロバーツの体位は，産婦の足を矢印の方向に向けて曲げ，産婦の大腿部が腹部につくようにする体位である。これによって，骨盤傾斜角が小さくなり，肩が外れやすくなる。

図3 マックロバーツ（McRoberts）の体位のとり方

a：スタッフがとらせる場合　　　　　b：産婦自身がとる場合

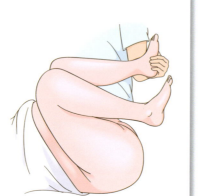
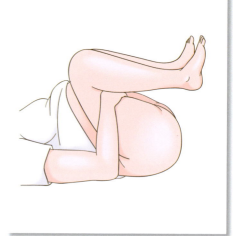

胎児前在肩甲の圧迫

　マックロバーツ法で肩甲が娩出しなかったら，マックロバーツ体位を続けたまま，児背側に立っているスタッフが恥骨結合の上（産婦の頭側）にある胎児の前在肩甲を児の前（前胸骨）方向へ押し下げるように圧迫する（図4）。

Tips

胎児の前在肩甲を圧迫する際には，恥骨に引っかかった前在肩甲を児の前側に向けて圧迫し，恥骨をくぐらせるようにする。児の両肩の軸が縦から斜めになるように圧迫すると恥骨をくぐりやすくなる。

図4　胎児前在肩甲の圧迫

Video：「肩甲難産（横）」　0：31

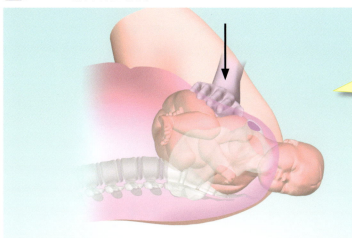

マックロバーツ法で肩甲が娩出されなかったら，マックロバーツ体位を続けたまま，恥骨結合の上から矢印の方向に圧迫する。胎児の肩甲が前方にやや斜めになるように押すと恥骨結合から肩が外れやすい。

前在肩甲が恥骨の下を通り抜けたら，前在肩甲を娩出（図5）し，次に後在肩甲を娩出（図6）する。

　マックロバーツの体位と胎児前在肩甲の圧迫でも肩甲が娩出しない場合には，腟内手技・回旋手技または後在の腕の娩出を行う。

図5　前在肩甲娩出

Video：「肩甲難産（横）」　0：40

恥骨結合に引っかかっていた前在肩甲が外れたら，前在肩甲を娩出する。

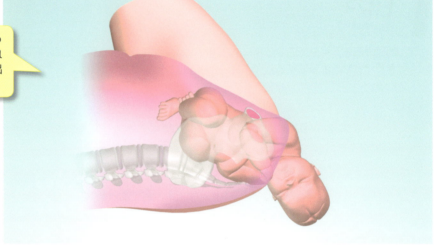

図6　後在肩甲娩出

Video：「肩甲難産（横）」　0：48

前在肩甲が娩出したら，後在肩甲を娩出する。

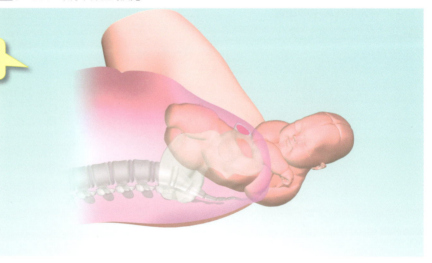

（増田美恵子）

付 録

付属 DVD について	118
DVD 動画一覧	119
自身の内診指を計測しよう！	120
子宮口の開大　実際の指で覚えよう！	121

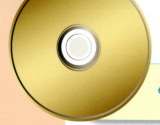

付属DVDについて

付属DVD

- 添付のDVDは「DVD-Video」です。
- DVDプレイヤー，DVD再生機能のあるパソコンでご覧いただけますが，一部のパソコン，プレイヤーでは再生できない可能性があります。
- DVD再生ソフトが入っていないパソコンの場合は，ソフトのインストールをお願いいたします。
- このDVD-Videoを無断で複写，複製，放送，有線放送，営利目的の上映等に使用することは，著作権法上での例外を除き禁じられています。

メニュー画面

- DVDをセットすると，メニュー画面のトップページが起動します。
- メニューには，動画が収録されている項目が表示されます。ご覧になりたい項目をクリックすると，動画の再生が始まります。
- 再生が終了すると，メニュー画面に戻ります。

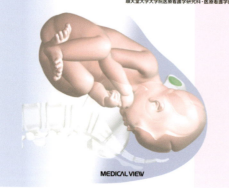

メニュー画面

― 1章 正常分娩の経過 ―
- 正常分娩の経過（正面） 0:48
- 正常分娩の経過（横） 0:53

― 2章 分娩経過評価の基礎知識 ―
- 骨盤誘導軸に沿ったstation 0:29

― 3章 正常分娩の介助法 ―
- 正常分娩の介助法（斜め） 1:53
- 正常分娩の介助法（正面） 1:32
- 胎盤娩出法（斜め） 1:14
- 胎盤娩出法（正面） 1:22
- 胎盤娩出 シュルツ様式（正面） 0:29
- 胎盤娩出 シュルツ様式（横） 0:29
- 胎盤娩出 ダンカン様式（正面） 0:20
- 胎盤娩出 ダンカン様式（横） 0:20

次項へ▶

項目をクリックすると動画を再生します。

DVD動画一覧

1章　正常分娩の経過

正常分娩の経過（正面） ……………………………………………… 0:48
正常分娩の経過（横） ………………………………………………… 0:53

2章　分娩経過評価の基礎知識

骨盤誘導軸に沿ったstation ………………………………………… 0:29

3章　正常分娩の介助法

正常分娩の介助法（斜め） …………………………………………… 1:53
正常分娩の介助法（正面） …………………………………………… 1:32
胎盤娩出法（斜め） …………………………………………………… 1:14
胎盤娩出法（正面） …………………………………………………… 1:22
胎盤娩出　シュルツ様式（正面） …………………………………… 0:29
胎盤娩出　シュルツ様式（横） ……………………………………… 0:29
胎盤娩出　ダンカン様式（正面） …………………………………… 0:20
胎盤娩出　ダンカン様式（横） ……………………………………… 0:20
四つん這い分娩（斜め） ……………………………………………… 1:17
四つん這い分娩（正面） ……………………………………………… 1:12

4章　分娩第2期に遭遇する臍帯巻絡と肩甲難産

臍帯巻絡（斜め） ……………………………………………………… 0:48
臍帯巻絡（正面） ……………………………………………………… 0:52
二回巻絡（斜め） ……………………………………………………… 1:22
二回巻絡（正面） ……………………………………………………… 1:15
肩甲難産（横） ………………………………………………………… 0:56
肩甲難産（斜め） ……………………………………………………… 1:08

付録

付録1 自身の内診指を計測しよう！

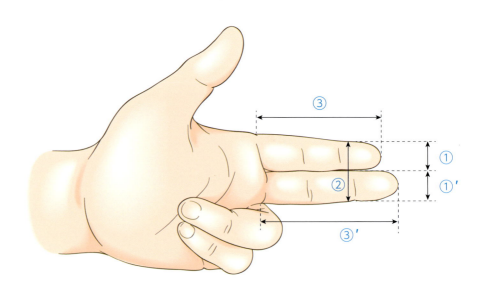

表	あなたの内診指の測定記録
①	cm
①'	cm
②	cm
③	cm
③'	cm

付　録

付録2　子宮口の開大　実際の指で覚えよう！

①まずは，目をあけて，実際に指を広げて覚えよう。
②次に，目をつぶって指を広げて，実測値を当てよう。

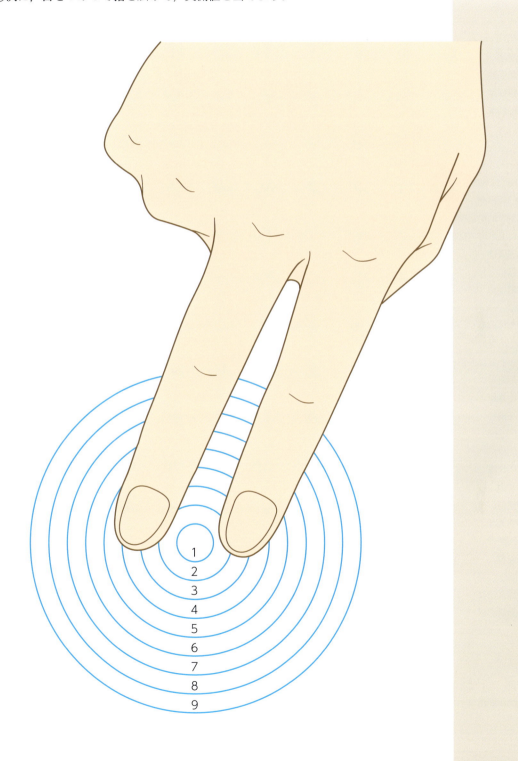

Index

あ

アールフェルド徴候	36, 79
『アクティブ・バース』	88
後産期	35
会陰切開	68
会陰保護	64
応形機能	15

か

外陰部の開き方	92
開口期陣痛	30
解剖学的結合線	8
キュストナー徴候	36, 79
共圧陣痛	5
仰臥位	90
躯幹娩出	75, 101
屈位	12
頸部展退度	26
頸部の硬度	26
ゲートコントロール理論	92
肩甲難産	12, 112
肩甲娩出	72
後在肩甲	72
肛門哆開	96
肛門抵抗	96
肛門保護	63, 96
骨産道	8, 9
骨重積	15
骨盤潤部	8, 18
骨盤峡部	8, 18
骨盤軸	8, 10, 49, 62, 90
骨盤出口部	8, 18, 90
骨盤入口部	8, 18
骨盤誘導線	8, 49, 62

さ

坐位	90
最小周囲径	68

臍帯巻絡	71, 106
産科学的真結合線	8, 55
産徴（おしるし）	26
産道	4, 8
子宮口開大度	26
子宮口の位置	26
子宮内圧	5
児頭下降度の総合的評価	53
児頭下降度の評価	40, 48
児頭最大周囲径	42
児頭と骨盤底とのスペース	53
児頭の位置 (station)	26
児頭の回旋	18, 41
児頭の回旋異常	22
児頭の下降	90
児頭の胎勢	44
重力の分力	91
『出産科学技術についての勧告』	90
シュルツ様式	36, 82
シュレーダー徴候	36, 79
陣痛・産痛	90
陣痛間欠	5
陣痛周期	5
陣痛の測定	7
陣痛発作	5
垂直位	90
ストラスマン徴候	80
前駆期（妊娠末期）	25
前駆陣痛	25
前在肩甲	72, 115
先進部の評価	45
前方後頭位	43
側臥位	90
側面介助法	63
蹲踞位	90

た

第1回旋	18, 41
第2回旋	18, 42

索 引

第3回旋 ･･････････････････････････････ 18, 42, 69
第4回旋 ･･････････････････････････････ 18, 42, 72
胎位・胎向・胎勢 ･････････････････････ 12, 13, 41
胎児および付属物 ･･･････････････････････････ 4, 12
胎児心拍数陣痛図 ･･･････････････････････････････ 32
胎児の健康度 ････････････････････････････････････ 90
胎児面剥離 ･･････････････････････････････････････ 36
胎盤剥離 ･･ 35
胎盤剥離徴候 ･････････････････････････････････ 36, 79
胎盤娩出 ･････････････････････････････････････ 35, 82
胎盤娩出様式 ･････････････････････････････････ 36, 82
胎胞形成 ･･ 32
ダンカン様式 ････････････････････････････････ 36, 82
デ・リーのstation ･･････････････････････････････ 48
東大式表記法 ･････････････････････････････ 45, 46, 47
努責 ･･ 5, 69
ドライブアングル ･･････････････････････････････ 90

な

内診技術 ･･ 28
内診指 ･･･････････････････････････････････････ 28, 55
内診法 ･･･････････････････････････････････････ 40, 54
軟産道 ･･･ 8, 10

は

排臨 ･･･ 33, 65
破水 ･･･ 32
発露 ･･･ 33, 65
反屈位 ･･ 12
半母体面娩出 ･･･････････････････････････････････ 36
ビショップスコア ･･･････････････････････････ 26, 27
腹圧 ･･ 5
フリースタイル分娩 ･･････････････････････････ 87
フリードマン曲線 ･･･････････････････････････ 30, 31
分娩の開始 ･････････････････････････････････････ 29
分娩機転 ･････････････････････････････････････ 17, 19
分娩経過の全体像 ･･･････････････････････････････ 24
分娩第1期 ･････････････････････････････････････ 30

分娩第2期 ･･････････････････････････････････････ 33
分娩第3期 ･･････････････････････････････････････ 35
分娩の三要素 ･･････････････････････････ 4, 41, 93
娩出期 ･･･ 33
娩出力 ･･ 4, 5
母体面剥離 ･･･････････････････････････････････ 36
ホッジの平行平面 ･･････････････････････････････ 48

ま　や　ら

マックロバーツの体位 ･････････････････････････ 113
ミクリッツーラデッキー徴候 ･･･････････････ 80

四つん這い ･････････････････････････････････ 90, 95
四つん這いでの内診 ･･････････････････････････ 103

立位 ･･･ 90
レオポルドの触診法 ･･････････････････････････ 14

欧文

Ahlfeldt徴候 ･･････････････････････････････ 36, 79
Bishopスコア ･････････････････････････････ 26, 27
CTG ･･･ 32
DeLeeのstation ･･･････････････････････････････ 48
Duncan様式 ･･･････････････････････････････ 36, 82
Friedman曲線 ･････････････････････････････ 30, 31
Hodgeの平行平面 ････････････････････････････ 48
Küstner徴候 ･･･････････････････････････････ 36, 79
Leopoldの触診法 ････････････････････････････ 14
McRobertsの体位 ･････････････････････････････ 113
Miklicz-Radecki徴候 ･････････････････････････ 80
Schröder徴候 ･･････････････････････････････ 36, 79
Schultze様式 ･･･････････････････････････････ 36, 82
Strassman徴候 ･････････････････････････････････ 80
t-station（trapezoidal station） 48, 50, 51, 55

CG動画でわかる！
分娩のしくみと介助法

2016年10月10日　第1版第1刷発行
2023年 3月 1日　　　　第7刷発行

- ■編集　竹田　省　たけだ　さとる
　　　　髙橋　眞理　たかはし　まり

- ■発行者　吉田富生

- ■発行所　株式会社メジカルビュー社
〒162-0845 東京都新宿区市谷本村町2-30
電話　03(5228)2050(代表)
ホームページ https://www.medicalview.co.jp/

営業部　FAX 03(5228)2059
　　　　E-mail　eigyo@medicalview.co.jp

編集部　FAX 03(5228)2062
　　　　E-mail　ed@medicalview.co.jp

- ■印刷所　株式会社広済堂ネクスト

ISBN978-4-7583-1738-2 C3047

© MEDICAL VIEW, 2016. Printed in Japan

- 本書に掲載された著作物の複写・複製・転載・翻訳・データベースへの取り込みおよび送信（送信可能化権を含む）・上映・譲渡に関する許諾権は，（株）メジカルビュー社が保有しています．
- JCOPY〈出版者著作権管理機構 委託出版物〉
本書の無断複写は著作権法上での例外を除き禁じられています．複写される場合は，そのつど事前に，出版者著作権管理機構（電話 03-5244-5088，FAX 03-5244-5089，e-mail：info@jcopy.or.jp）の許諾を得てください．
- 本書をコピー，スキャン，デジタルデータ化するなどの複製を無許諾で行う行為は，著作権法上での限られた例外（「私的使用のための複製」など）を除き禁じられています．大学，病院，企業などにおいて，研究活動，診察を含み業務上使用する目的で上記の行為を行うことは私的使用には該当せず違法です．また私的使用のためであっても，代行業者等の第三者に依頼して上記の行為を行うことは違法となります．